内在小孩解道德经

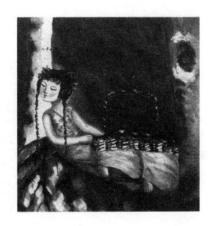

韩金英 绘著

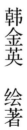
团结出版社
UNITY PRESS

© 团结出版社，2010 年

图书在版编目（ＣＩＰ）数据

内在小孩解道德经：长生的终极奥秘 / 韩金英绘著．—北京：团结出版社，
2010.5（2024.11 重印）

ISBN 978-7-5126-0001-0

Ⅰ.①内… Ⅱ.①韩… Ⅲ.①长寿—研究 Ⅳ.① R161.7

中国版本图书馆 CIP 数据核字 (2010) 第 041875 号

责任编辑：尹　欣
封面设计：韩金英

出　　版：团结出版社
　　　　　（北京市东城区东皇城根南街 84 号　邮编：100006）
电　　话：（010）65228880　65244790（出版社）
　　　　　（010）65238766　85113874　65133603（发行部）
　　　　　（010）65133603（邮购）
网　　址：http://www.tjpress.com
E-mail：zb65244790@vip.163.com
　　　　　fx65133603@163.com（发行部邮购）
经　　销：全国新华书店
印　　装：天津盛辉印刷有限公司

开　　本：170mm×230mm　　16 开
印　　张：17
版　　次：2010 年 5 月　第 1 版

字　　数：198 千字
印　　次：2024 年 11 月　第 11 次印刷

书　　号：978-7-5126-0001-0
定　　价：48.00 元

目录

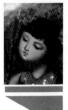

内在小孩解道德经

目录

内
在
小
孩
解
道
德
经

目
录

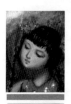

内在小孩解道德经

目录

内在小孩解道德经

目录

序 言

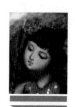

老天送的元气

六岁听姥爷讲庄子的《逍遥游》，我就很向往道的宏大境界。1993年开始读佛经、道书，作为编辑出版了相关书籍上千本。2002年，马年，母亲突然去世，我见到了大道，无法形容的境界。我离开母亲的子宫来到人间，接着又进入母亲无形的大爱子宫，生命经历第一次蜕变。当母亲去世的时候，无形的子宫又把我甩出来，让我经历第二次蜕变，进入了道的生育万物更大的子宫。如果那时没有这个发现，我一定死掉了。蜘蛛网是蜘蛛的承载，母亲、母爱是我们生命的承载。这个承载失去的时候，生命突然失重，人一病不起，感到自己将要随母亲而去，于是想把要说的话说完，写了《生命在爱中蜕变》。当书进了印刷厂后，我经历了一次死的蜕变，从那之后仿佛先天的门打开了，无师自通了风水、易经，出版了《易经中的生命密码》等畅销书。

一次饭后散步，随手帮一位画家调整风水。一周之后，不断传来他卖画的好消息。为答谢我，他帮我租了一间画室。进那个大屋子时，没摸过画笔的我直发抖。我读过《心经》、《金刚经》，体验过大脑归零，不会画的时候，一愣神，就自然知道怎样画了。真空出妙有，大脑瞬间的空，即是觉性本心，既是心中观音真智慧，我总说是菩萨教会了我画画，把自己变成一支空心的笛子，宇宙的能量就流入了你。我画了一批时尚观音，想告诉世界，你的空净的本心即是你的观音，找到内心的大智慧，你可以无师自通，可以通有入无，在看不见的能量世界和看得见的物质世界之间，自由往来。你能看到人体的先天世界，人体的天地、人体的日月、人体的风雷、人体的雨雪。孙悟空大闹天宫，天宫原来就是我们大脑中的虚像世界，神话世界就是我们大脑中的元神的真实景色，这个虚像世界和我们的物质空间有无尽的渊源。好像历史穿越剧，元神携带的几千年的信息被一点一点解读，三千年前的景象在今天又呈现出来。

从画画开始，我在新浪网开了博客，见证自己的成长过程。歌颂宇宙大的生机力的油画，被放在《新编吕洞宾丹道全书》、《丹道法诀十二讲》中作为彩色插图。三次去山西芮城永乐宫吕祖道场，经历了孙悟空三年跳出八卦炉的生命体验。

2009年9月，因出版《新编吕洞宾丹道全书》，我被山西芮城政府邀请，带着百幅油画参加第二届国际艺术节，500位画家的作品在一个大礼堂展出，唯独我的《见证真我》展览放在永乐宫吕祖家庙。永乐宫是国家一级文物，游客不多，环境清幽。当展厅刚布置完毕，天空呈现出一条祥云龙，我当时惊呆了，第一次看到天空中的龙马合一的云龙，好像吕祖在和我打招呼。那一刻的震惊，仿佛大脑被清洗了，回到家埋头改了三个月的画，心中的大道母形象更清晰了。在改画的过程中，玄关自然开了，天场的元气一开一合地在身体上。12月25日圣诞节开始，翻译吕祖解《道德经》，发现老子八十一章都在说老天给人的元气，一个月完成了《内在小孩解道德经》。这是吕洞宾祖师讲《道德经》的当代阐释。吕祖是唐代人，又是从先天的角度解读老子，一般人说天书难懂，我却觉得如甘露灌顶。吕祖81章都在说老天送的元气，我们自然放松就会得到。得到这个宇宙能量，我的身体发生了翻天覆地的变化。绝经一年多返还的经血超过20岁的量，三个月后变成浓重的荷尔蒙味，很快变成发大水，又凝结出浓浓的丹香。头盖骨烧出三沟九洞，肌若凝脂，目如点漆。我把自己的身心变化分享给作品收藏者，一大批人复制了我的情况。

2011 年 5 月吕祖诞辰，我第二次来到永乐宫，想看看元神说什么。易经、灵签表达的是元神看到的时间、空间的内涵，当时抽签的签文是"初战告捷，得师还巢"。我的大脑被永乐宫吕祖的信息磁化，像是西天取经，无意中得到了真经，之后开了玄关，老天分秒不停地送来元气，致使肉体返老还童；改画、出书、讲课，推广自然无为法门取得初步的成果，仿佛都是源自吕祖对我的无形的点化，永乐宫是我灵魂再生的家园，所以是初战告捷，得师还巢。离开永乐宫的第一天我看到天上的乌云组成一个逼真的乌龟图案，巨大的乌龟直冲下来，心里一害怕，乌龟又变成一条巨大的龙飞下来，心想还真有龙，害怕的感觉还在，巨龙变成一条欢快的小蛇，原来云彩竟然这么好玩。我知道这是肾水肾火的磁场图像，龟蛇合一的玄武是人体的先天元精，是肾脏得到天地元气哺育的结果，因为玄武的出现，五脏的其他四个脏器才会得到后天返先天的修复。当五脏先天元气能量饱和后，会形成五行合一的元气图，果然第二天内视，看到月亮上放花，那就是五气朝元的元气图。老天给的元气，经过身心的自然凝炼，形成这张人体外的月光图，道家叫金丹，佛家叫圆明，儒家叫太极。

2012 年 7 月，我第三次来到永乐宫，距老天开始送元气将近三年。三年哺育，圣胎养成。这时三个月的自动起火焚身，从后背冲向大脑的三昧真火，将大脑得到的元气能量进一步煅烧提纯，已经被无数的细针头一分钟多次扎汗毛孔所代替，这是进一步在全方位地开窍。在纯阳殿欣赏永乐宫壁画《朝元图》，忽然定神看到画中画：一个小金娃，在接受群仙的祝贺，很多神仙向她洒甘露。走到七真殿，听到女真人孙不二说教我返童颜。《钟吕传道集》说的金丹验证的最后一条，也在我的身心中出现了，这次又抽了一个上上签来验证：

初吉坤祥百事成　坎中瑞气应坤灵

和柔尽得承天道　水内真光映玉冰

元气即和气，元精化元气供养元神，内通外达，承载天道。最后的断语是得云龙生，元神修成之意。永乐宫圣地，让我的灵魂重生，老天给的元气养成圣婴，从此自由出入，类似孙悟空，跳出人体八卦炉。回京后自然辟谷35天，清除了三尸九虫，内视到体内的骨头是金色的，肌肉是琉璃般透明的。天眼所见人体先天磁场，该看的在恍惚杳冥的状态中都自然看到了。

我把自己的生命体验分享给更多的人，有些人复制了我的情况，但有的很快，有的比较慢。我一直在做让这些变化慢的人加快速度的努力，从《西游记》中我找到了症结所在。老天给的元气是我们的感觉感受到的，感觉来自天生的自然本心，也叫元神。推理、判断是后天意识心，也叫识神。元神的思维特点和识神的思维特点非常不同，一般人熟悉的是识神的思维，用的也是识神的判断。我忽然明白为什么丘处机祖师写《西游记》，贯穿全书的是孙悟空和唐僧的矛盾，贯穿全书的是观音出来摆平。元神看到的六贼是蚕食元气的罪魁祸首，所以孙悟空见六贼就杀，而唐僧从后天意识心上看问题说宁死不杀生。天道人道，天心人心看问题截然不同。观音派山神土地送马鞍，白龙马的马鞍，唐僧以为云中行的就是真神，倒头就拜，让孙悟空嘲笑，山神土地比喻的是人心，后天意识，只能做先天元神龙马的配饰，只是个仆人辅助。唐僧不认真假，一般人都和唐僧一样，只会后天意识心看问题。观音的觉察，就是让人们明了其中的差别，否则，永远不会得真经。自然大道，孙悟空三年自然成，唐僧十四年八十一难才成。难就难在人们对人体的先天世界、先天思维的元神不熟悉，《内在小孩解道德经》就是元神解读人体的先天能量世界，对人们熟悉元神的思维特征、价值观念是十分有帮助的。元神的特点是一个念头、一个思想和老天的元气结合在一起，因此，读本书是一个元神唤醒和启动自身先天能量的过程。

元神就是内在小孩，本书出版两年以来，十万读者受益。很多人在读的过程中，激活了人体先天真阳能量，身心发生了巨变。元神是人体自然的主宰，一般人是识神主宰，元神被边缘化。当元神恢复主宰地位，人体自动接收、自动平衡、自动转化、自动升华的自然功能就被强化，元神和老天给的元气结合，使性腺、肾上腺、胰腺、胸腺、甲状腺、松果体、脑下垂体的内分泌相互激发，从而使全身在生理上和心理上都达到一个和谐有序的新水平，健康、年轻、长寿、智慧变得轻而易举。

韩金英

2012 年 11 月 11 日

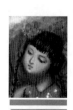

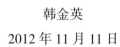

内 在 小 孩 解 道 德 经

序 言

《道德经》艺术馆

北京通州宋庄国防艺术区 E 区 111 号

一、元神当家

　　元神是所有生命的灵。她本色、质朴、自然、聪明、敏捷，可以超越空间，预知未来。在灵光一闪时，她躲在感觉的背后，感觉是灵的语言。她无形实有，掌控生死，是创造、灵感、快乐的使者。要入道必须让元神当家，只有她可以调动人体的先天能量。

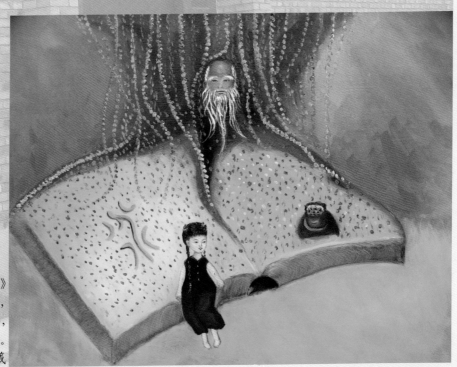

元神 1
《道德经》
创作于 2010 年，
布面油画，
100 cm × 80 cm。
深圳王女士收藏

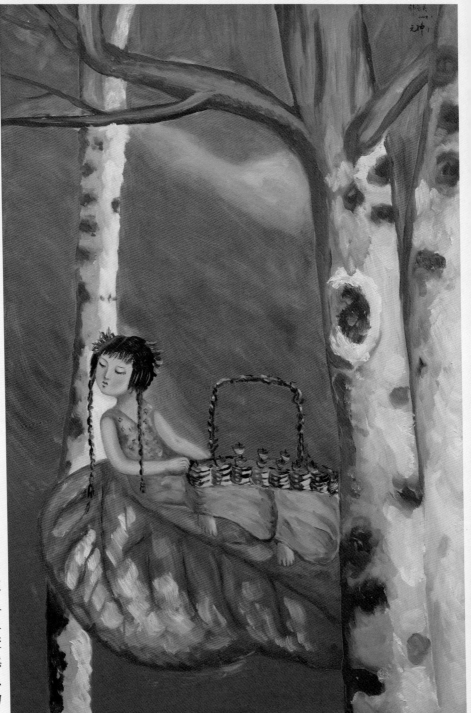

元神携带着累世的信息和父系、母系的遗传基因，是个高能量信息团，无形无象却光芒四射，无拘无束却惟道是从。元神是宇宙能量的搬运工，只有元神能把宇宙高能量源源不断采集到人体，让细胞发生改天换地的变化。元神是自然本心，是灵感、直觉、大智慧的代名词。

元神2

《自然之子》创作于 2008 年，布面油画，150cm×100cm。
坐在叶子上，轻灵如叹息，却通天知地，预知未来。

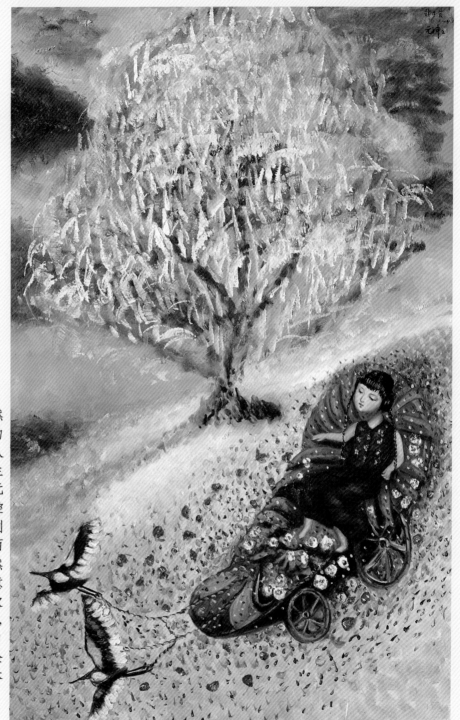

人体是大自然的完美杰作，人的自然体系就是人的先天系统，其主宰是自然本心元神，意识心只能控制人体 10% 不到的随意肌。人有两个心：无念的自然之心和动念的意识心，两个心主次分明、协同运作，人就会健康，自然本心是成就金丹的钥匙，见到本心金丹片刻可得。

元神 3

《生命之树》创作于 2008 年，布面油画，150cm×100cm

坐着鸟车，轻盈如影，生命之树因她而常青。

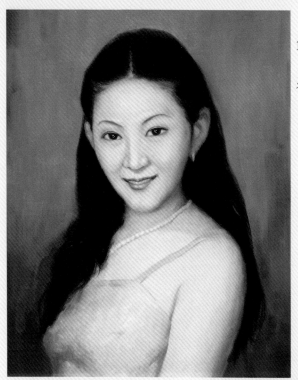

《自画像》创作于 2009 年，布面油画，
100cm×80cm。

本人在这个物质空间的肉身，肉身只是
灵魂的房子，灵性元神才是生命的真主人。

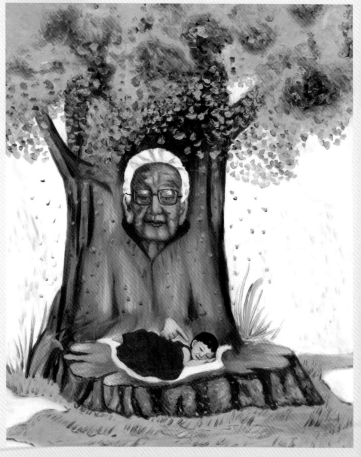

《师父》创作于 2011 年，布面
油画，100cm×80cm。山东高先生
收藏。

我 4 岁睡在幼儿园的大树下，
大树奶奶给我注入了能量，从此我
成为一个有灵性的孩子。

五脏神系列描绘的是五脏的真气能量场，这是人体内运转的天体磁场，人能看到这个磁场，五脏六腑就和谐安康。

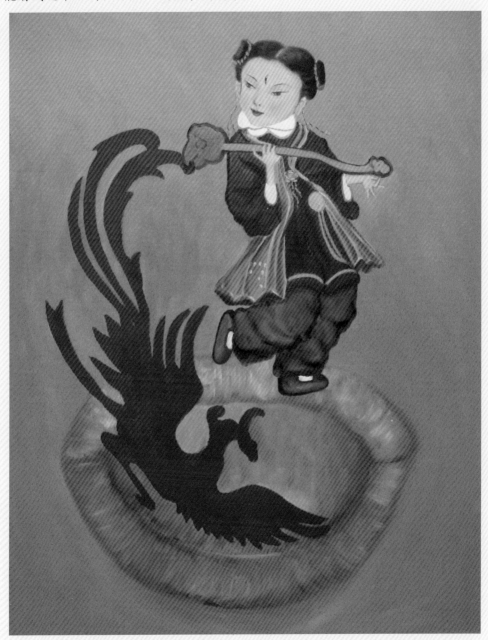

《心神丹元》创作于2011年，布面油画，150cm×120cm。深圳武女士收藏。

心神丹元对应天体的火星和南方七宿形成的红色真气团朱雀，朱雀也是人体心脏的磁场。《黄庭经》说：心神调血理命身不枯，外应口舌吐五华，临绝呼之亦登苏，久久行之飞太霞。

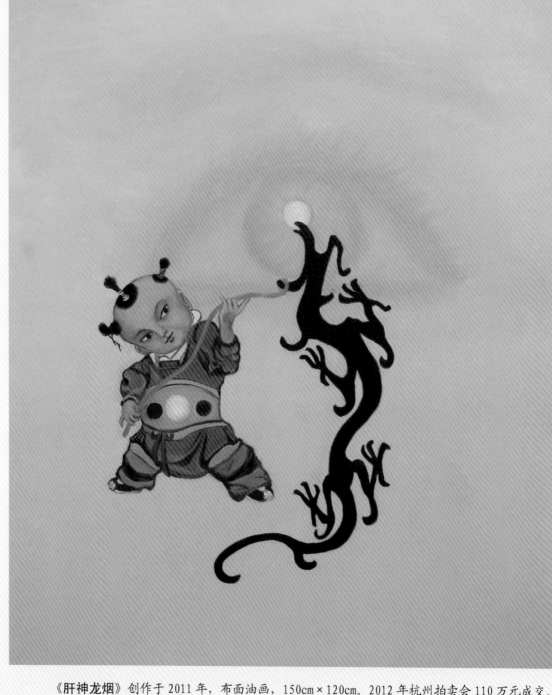

《肝神龙烟》创作于 2011 年，布面油画，150cm×120cm。2012 年杭州拍卖会 110 万元成交。

肝神对应青龙（木星和东方七宿）。和制魂魄津液平，外应眼目日月清，百疗所钟存无英，同用七日自充盈，垂绝念神死复生，摄魂还魄永无倾。

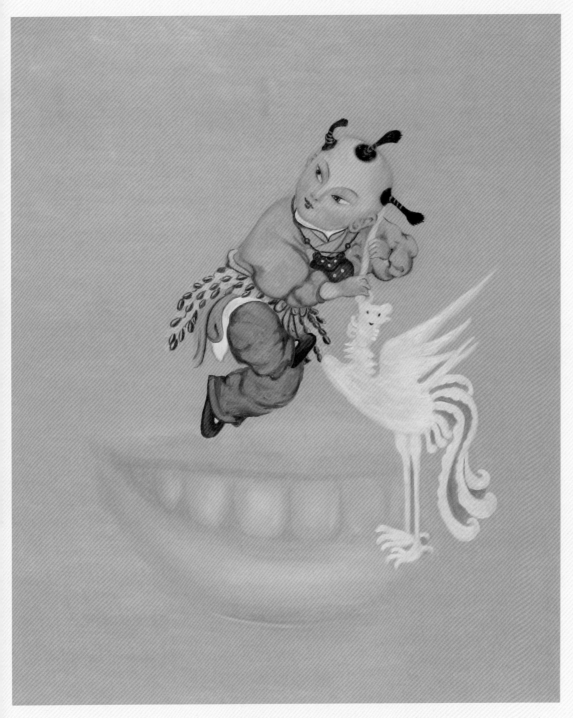

《脾神常在》创作于 2011 年，布面油画，150cm×120cm。

脾神对应黄凤（土星）。主调百谷五朱香，辟却虚羸无病伤，外应尺宅气色芳，光华所生以表明，长生高仙远死殃。

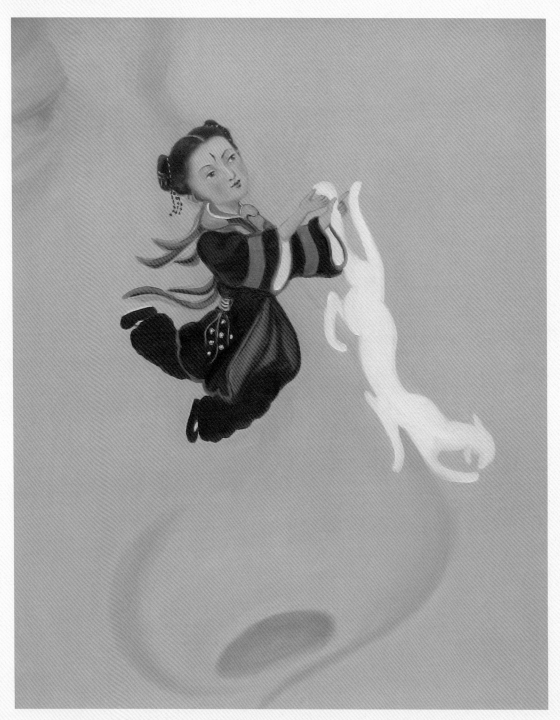

《肺神皓华》创作于 2011 年，布面油画，100cm×80cm。山西宋女士收藏。

肺神对应白虎（金星和西方七宿）。七元之子主调气，外应中岳鼻脐位，素锦衣裳黄云带。喘息呼吸体不快，急存白元和六气，神仙久视无灾害，用之不已形不滞。

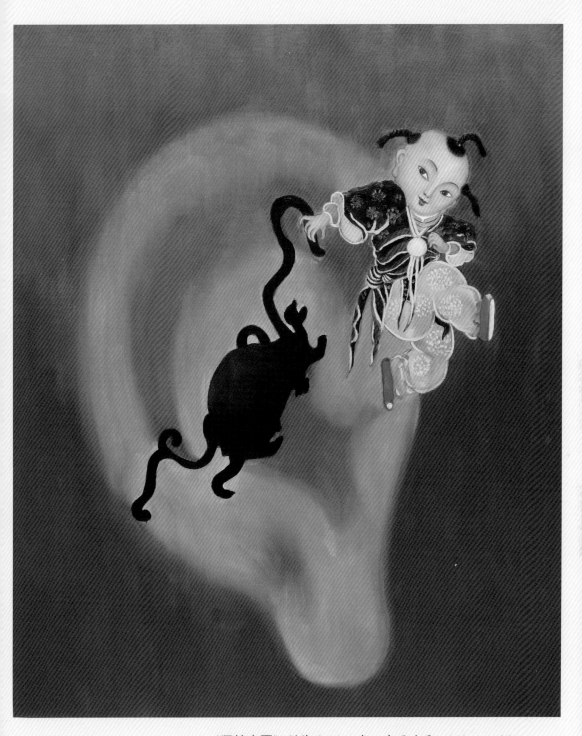

《肾神玄冥》创作于 2011 年，布面油画，150cm×120cm。

肾神对应玄武（水星和北方七宿）。主诸六府九液源，外应两耳百液津，百病千灾急当存，两部水王对生门，使人长生升九天。

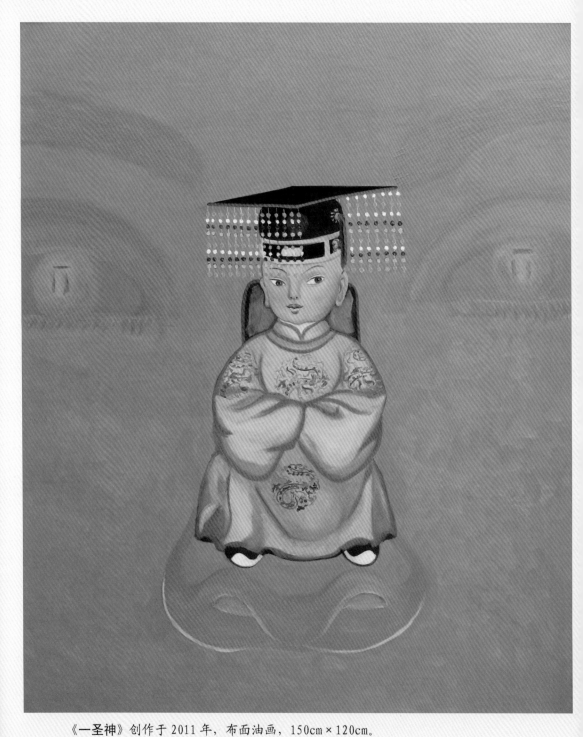

《一圣神》创作于 2011 年，布面油画，150cm×120cm。

山根祖窍开了，接通了宇宙灵阳之气，请出一圣神这位人体皇帝，身体返老还童的变化进入无为自动化过程，十个月便可以见到一粒金丹，历历在目。

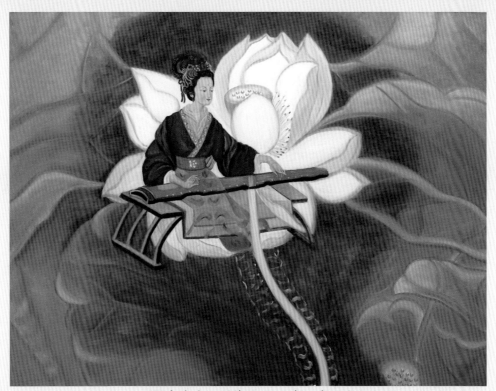

《泥丸夫人》创作于 2012 年，布面油画，200cm×150cm。
泥丸即松果腺，大脑是青春之根，脑为髓海，脑垂体、脊髓液是决定人的青春的物质指标。
大脑获得元气的滋养，不仅能延缓衰老，还能开发大智慧。

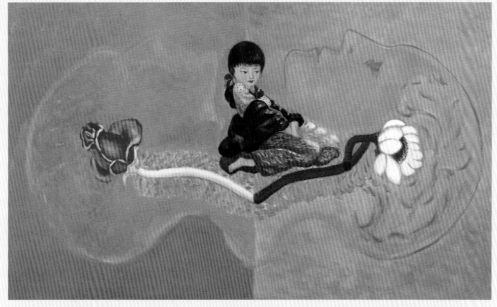

《还精补脑》创作于 2011 年，布面油画，120cm×80cm。沈阳王女士收藏。
此画背景是两个大脑，脑为精根，中间是元神天眼，正是两个神窍和天目穴的概括。　011
红玫瑰和白莲花是还精补脑的两个步骤，红玫瑰比喻性能量，白玫瑰比喻灵液，元精化
元气，元气化元神。

三、请出真我

　　真我是人的本来面目，元神本性的别称。真我也叫真性、佛性，道家的无极符号○说的就是真性。

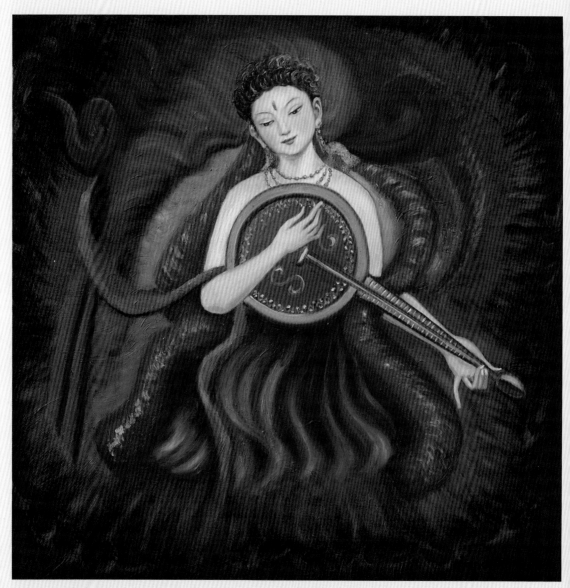

真我1

《弹琴观音》创作于2006年，布面油画，120cm×120cm。

真我是天人合一的大能量生命。弹琴观音的裙子是肾阳肾火的灵蛇能量团，紫色是宇宙元气能量。她自身阴阳交合产出的元气，和宇宙大元气内外交融，高生物电状态眼睛却是静的。元精发动时能无念地入静就结金丹。

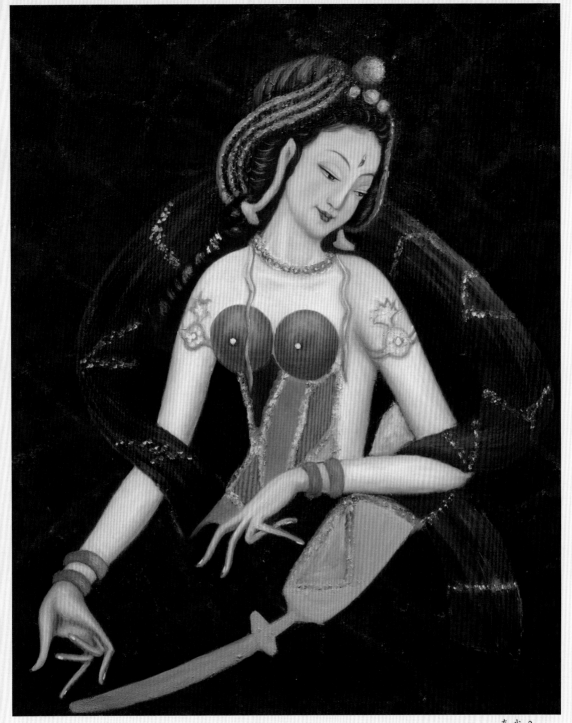

真我 2

《舞蹈观音》创作于 2006 年，布面油画，150cm×120cm。

真我是人身的智慧宝库，舞蹈观音的智慧之剑，有起死回生的法力，是生命最可靠的依赖。
能见证到这把慧剑，就可以从凡人提升为高能量的圣人、真人、至人，成为大真我的一部分，
有广大的功力对更多的人施予帮助。

013

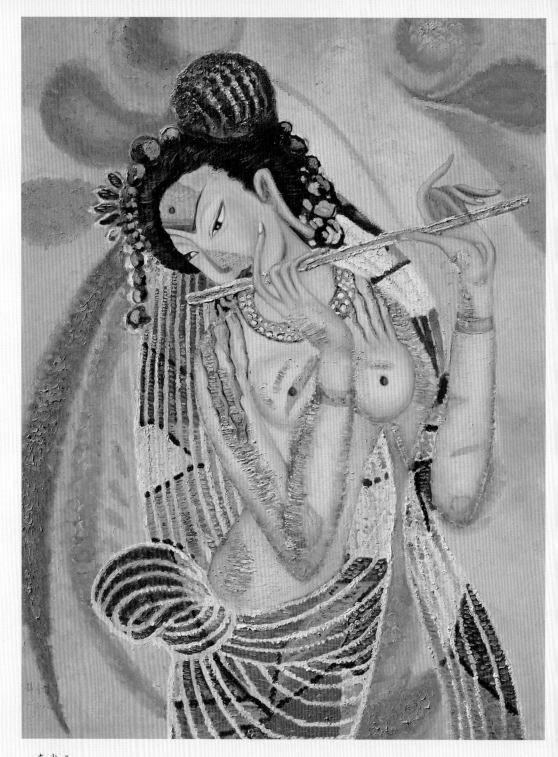

真我 3

《吹笛观音》创作于 2006 年，布面油画，150cm × 200cm。

开启自身本有的大智慧的宝库，方法就是空掉后天意识阴我心，把自己变成一支空心的笛子，让宇宙的能量流入。想要体验不生不灭的道，首先就要请出真我。

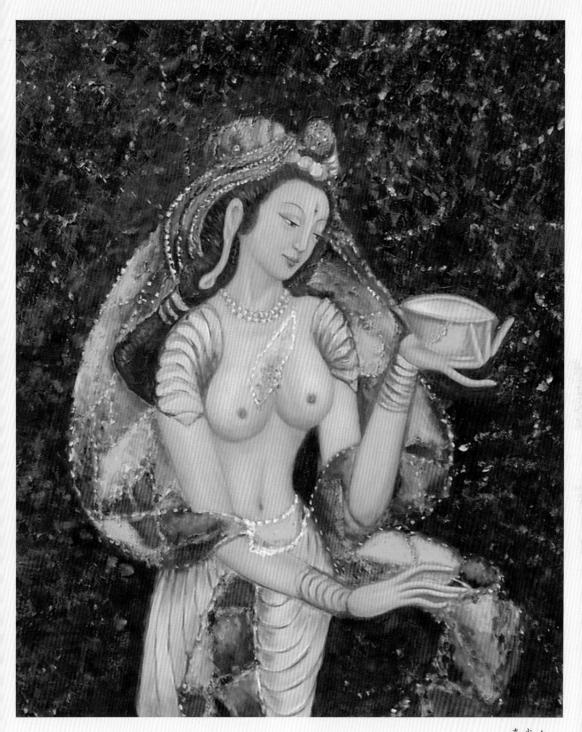

真我 4

《托钵观音》创作于 2006 年，布面油画，150cm×120cm。北京王女士收藏。

真我是能量的核心，见证真我，你就是个永远青春、能量充沛的人。

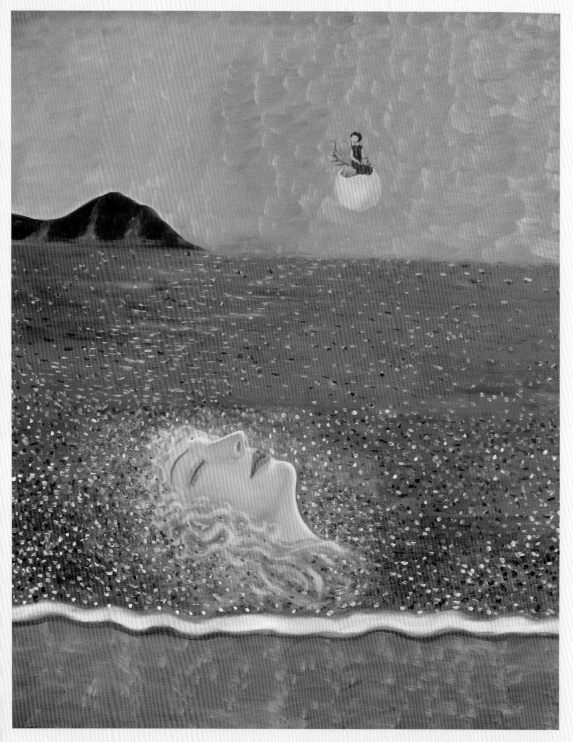

《虚其心》创作于 2011 年，布面油画，150cm×120cm。上海金女士收藏。
　　人有两个心，一个和宇宙元炁能量一体的自然本心，一个是人为的后天意识心，虚掉后天
意识心，人的自然本心就会自动抱宇宙元炁。心不动炁自固，意不动神自灵。

元精叫先天之精，指在没有性刺激的状态下自发的性功能，元精是返老还童的人体黄金。

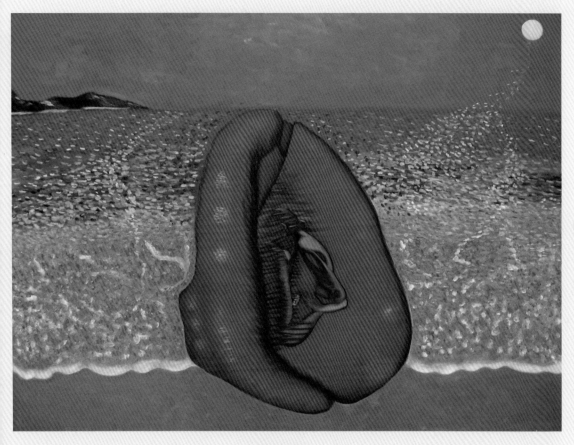

《真铅氤氲》创作于 2007 年，布面油画，200cm×150cm。

女人的元精发动在月经前后两天半，通红的海螺象征人体的先天真阳，也叫真铅，是返老还童的人体黄金。元精发动时，快感如同强烈的生物电在全身如大海潮一般翻波逐浪。海潮的起落和月亮相关，女人的月经也是月亮的磁场变换的结果。人体的月亮就是清净的自然本心，静心是元精发动的开关。

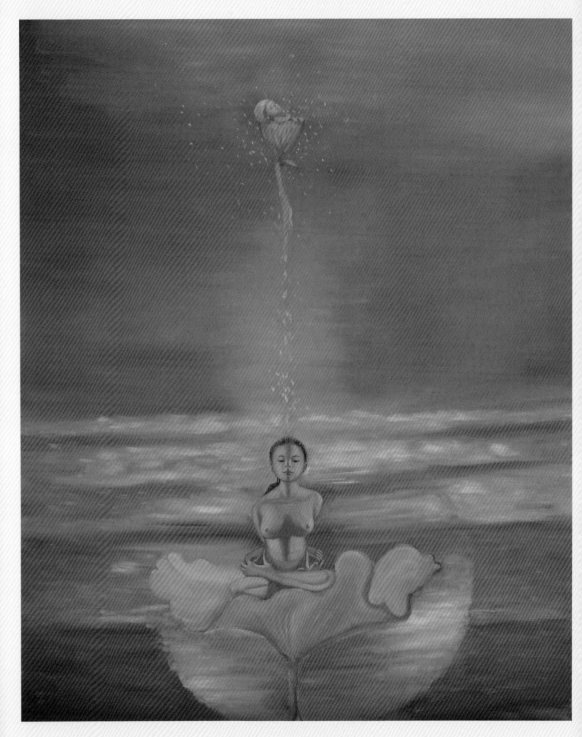

《水中金》创作于 2009 年，布面油画，120cm×150cm。

性能量中蕴涵着的先天真气叫神仙一味水中金，即快感电流是人体黄金。丹家称海底红日，人的命门起火，两肾烫煎。元精发动使成年人的元精团聚在肾的点，还原到儿童的元精四散在全身的面，由点到面改变元精运行路线。

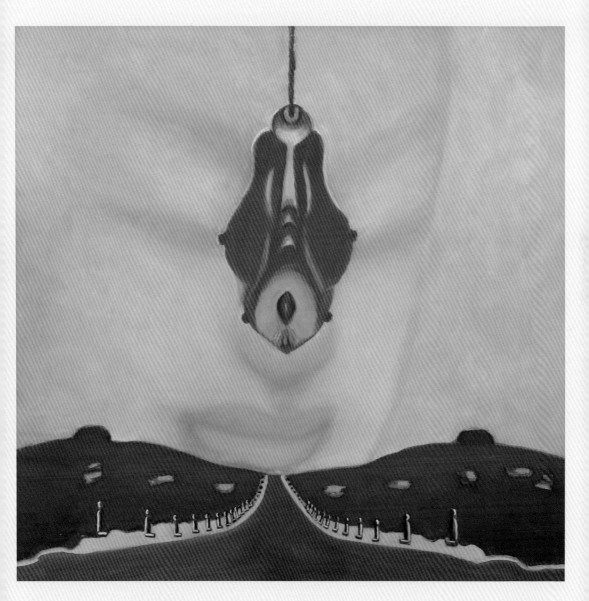

《玄牝通天》创作于2012年，布面油画，100cm×100cm。深圳武女士收藏。

牝，指母，也指生产的门户，修真的门户和关窍所在，进入先天的人天通道。武则天乾陵
的双乳峰，虚空中的佛像象征宇宙的核心点"一"的能量，抽象的乳房，隐含着女人得大药的密窍。

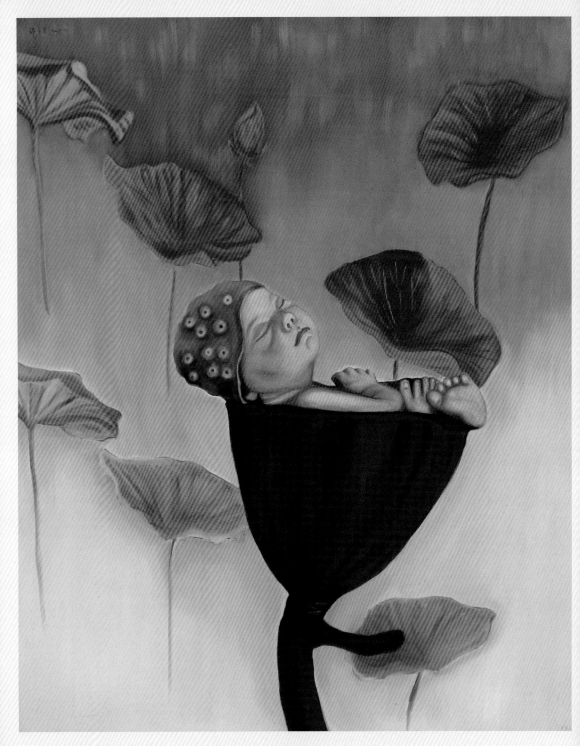

《胎息》创作于 2007 年，布面油画，120cm×150cm。

定神于胎中，不动不摇，如婴儿处于母腹，伏气为息，绵绵密密，幽幽微微，粗气灭绝，如胞胎中之婴儿，不以鼻口呼吸。胎息成，元神现。

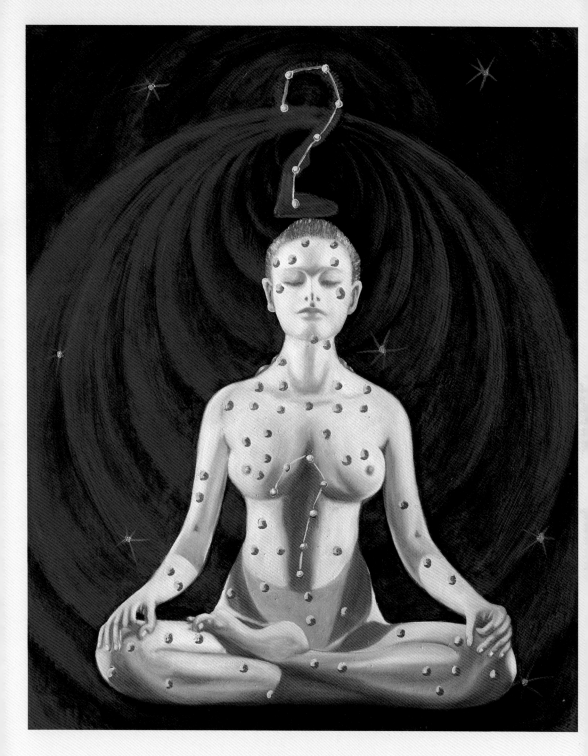

《浴神》创作于 2009 年，布面油画，120cm×150cm。

神入气穴，德一能量充满身内身外，叫浴神，每个毛孔里都是神。玄牝又称玄关，是人 021
体进入先天状态的标志，也是元神显现的时候。

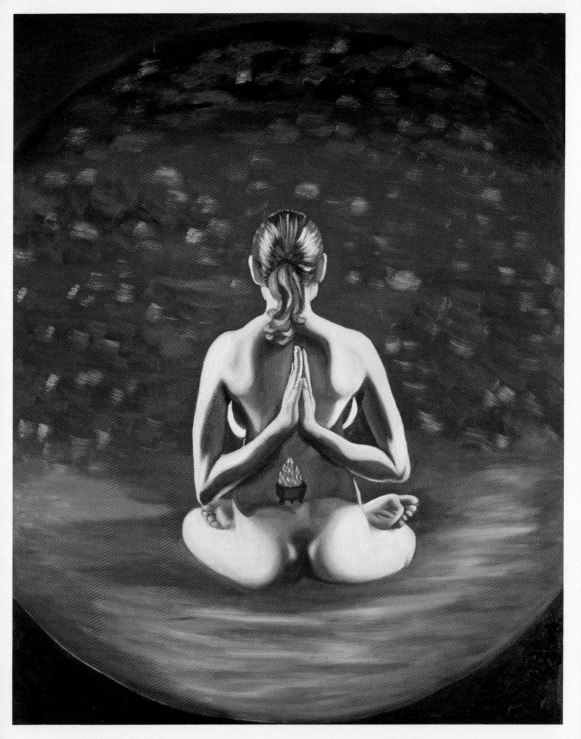

《真阳之火》创作于 2009 年，布面油画，120cm×150cm。2012 年杭州拍卖会 95 万元成交。

炅，见也，人身元阳无形真火也。水中之火为真阳，火中之水为真阴。人的元精发动时，两肾如汤煎，为肾水中的真阳。

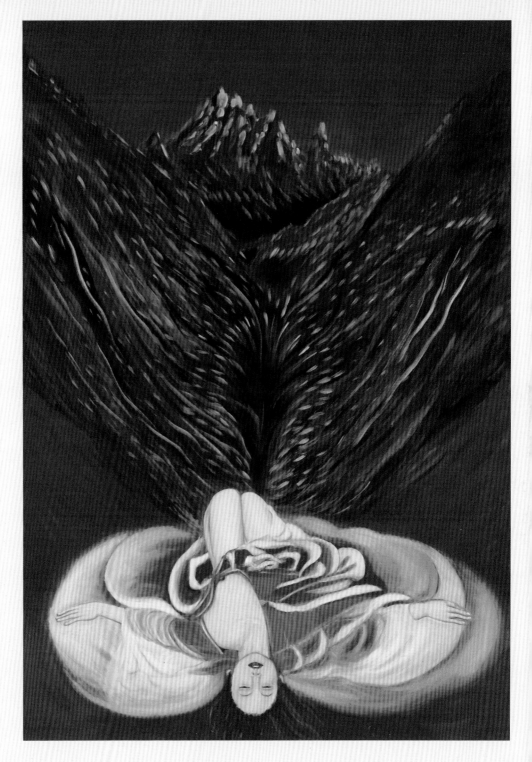

《道冲》创作于2007年，布面油画，200cm×140cm。

谷神不死，是谓玄牝。女子大药升起时，是在没有性意识忽然蓬勃出来的电感，超过性高潮的电感，并且持续几小时。此时能守住空性，即水火既济，就可以结丹。

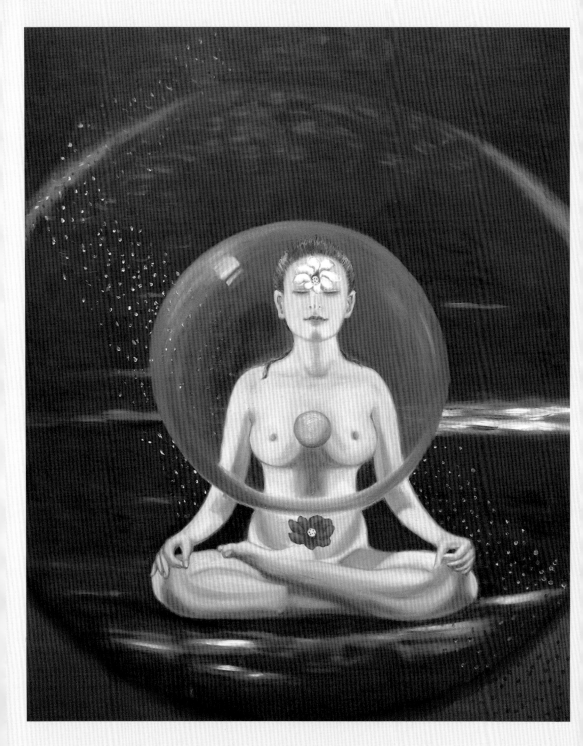

《金丹》创作于 2009 年，布面油画，120cm×150cm。

　　人体是个小太极，上田是太极图上下的阴阳眼，上面的真阴，下面的真阳，人能返回到投胎那口先天元气上，使真阴真阳在中丹田合一结为长生不老的金丹。

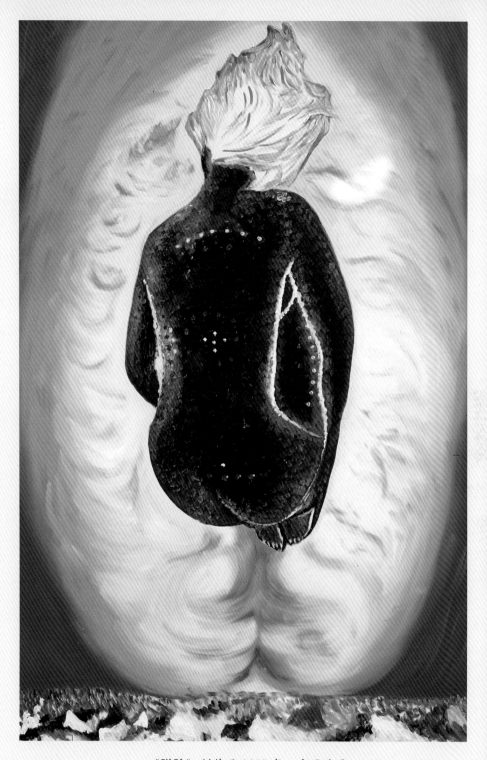

《脱胎》创作于 2007 年，布面油画，180cm×120cm。

白发、蓝紫色脱胎中的肉身，如白昼般强烈至极的能量团，完全符合最后阶段的所见。人体回归宇宙大元气，肉体被高能量宇宙道光气化。

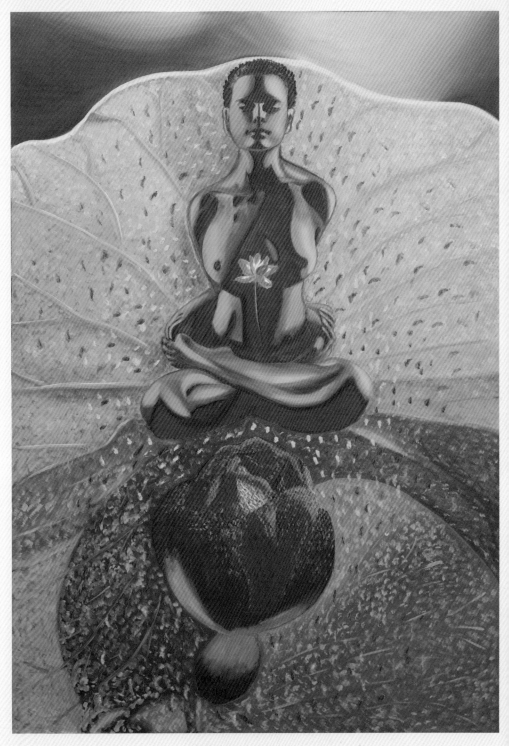

《坤腹生莲》创作于 2007 年，布面油画，200cm×140cm。
无念进入先天混沌状态，身心一体。神气内聚之后，丹田腹中会自然出现莲花。红色象征真阳，绿色代表生机，红色的腹腔中盛开一朵粉红的莲花，正是丹道祖师紫阳真人说的"火里栽莲"的内景。

　　我们都是宇宙之母的孩子。母子之间的脐带，只要你活着，就背着这根无形的脐带。
人体小太极和宇宙大太极之间的通道，就隐藏在后天口鼻呼吸背后。养静之久，见一
个念头的开始，又见一个念头没生起之前，就见到了本心。这一见，口鼻之呼吸即停，
丹田之气滚滚辘辘在内外交接处扭成一团，一出一入，人体元气和天之元气通于无间。

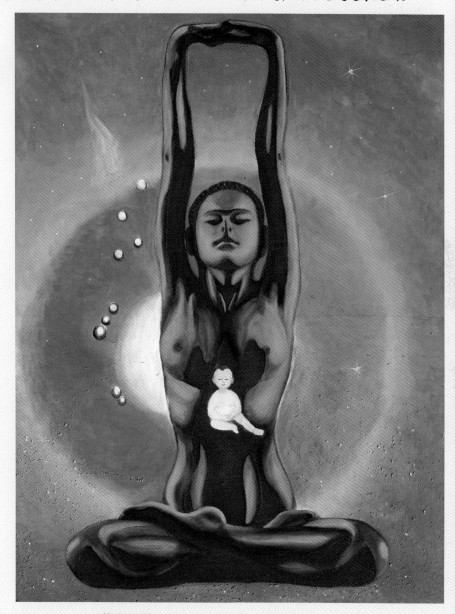

　　《黄庭圣婴》创作于2009年，布面油画，200cm×150cm。
　　大脑思维停止了兴奋，昏昏默默的，这是无分别心的状态。在这个状态昏进去，
但里面的觉察还在。这个昏是后天意识心下班，先天元神上岗。静极生动，忽然一觉
而动玄关开，从无中就生出有来。

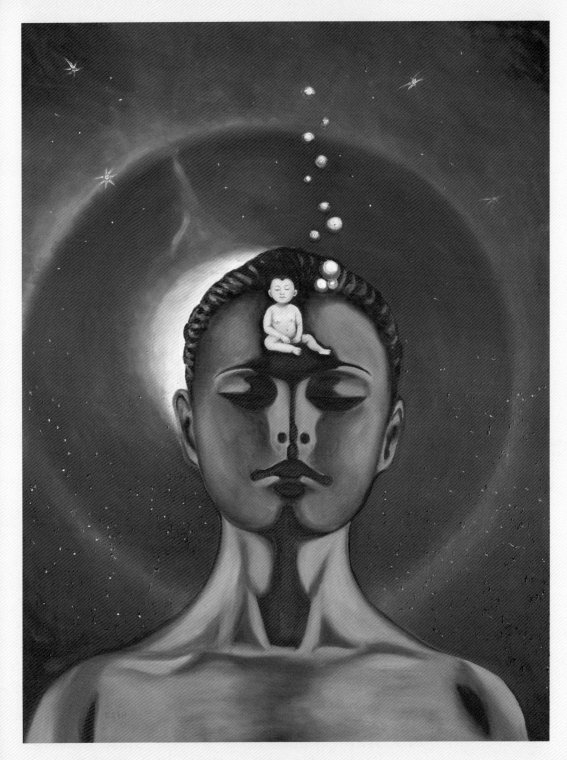

《乾宫养育》创作于 2009 年，布面油画，200cm×150cm。

当人的上玄关开启，两眉之间有星光闪烁，那就叫性光。用这性光返照大脑泥丸宫是消魄全魂之功，光为乾，乾为阳。乾在头顶，所以是载营魄抱一。魂魄本来是阴阳二，魄返阳之后，则魂魄合一，只剩下一个纯阳神，叫抱一。

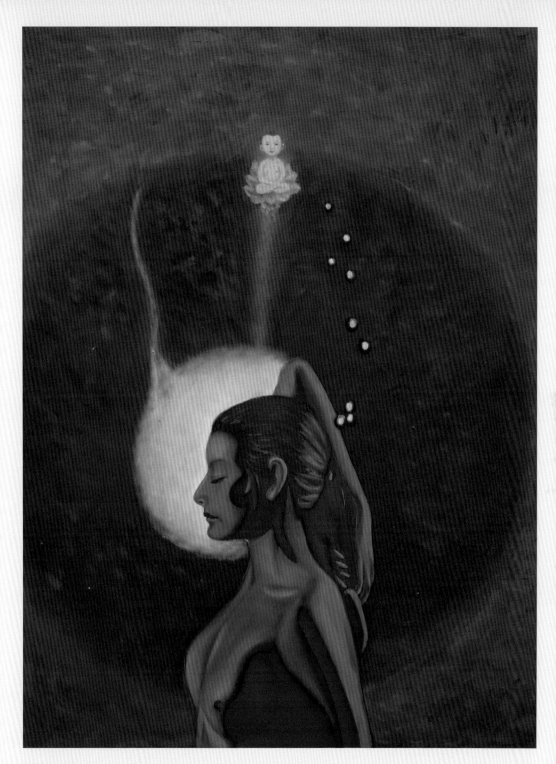

　　《天门脱胎》创作于 2009 年，布面油画，200cm×150cm。2012 年杭州拍卖会 100 万元成交。
　　那长生的天地之炁，虽然可以通过胎息引入体内，但由于后天人生的消耗，能修补也勉强。肉体中存放的先天一炁，再充沛也是有限的，不如在天门这个产道让真人自由出入，回到天母那里直接采取能量。

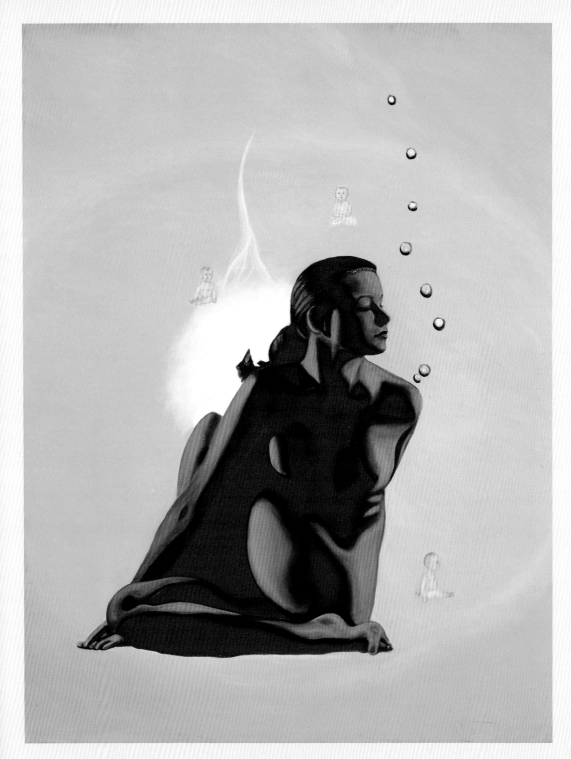

《分神自化》创作于 2009 年，布面油画，200cm×150cm。

性光朗照天地，虚室生白，人在光中，湛寂常照而没有照心，穿越太极玄，黑白隐显都通达，但能保持一念不生，叫无知。一点阳神，周遍六合，通天达地，无所不照，无处不普，才为真人。

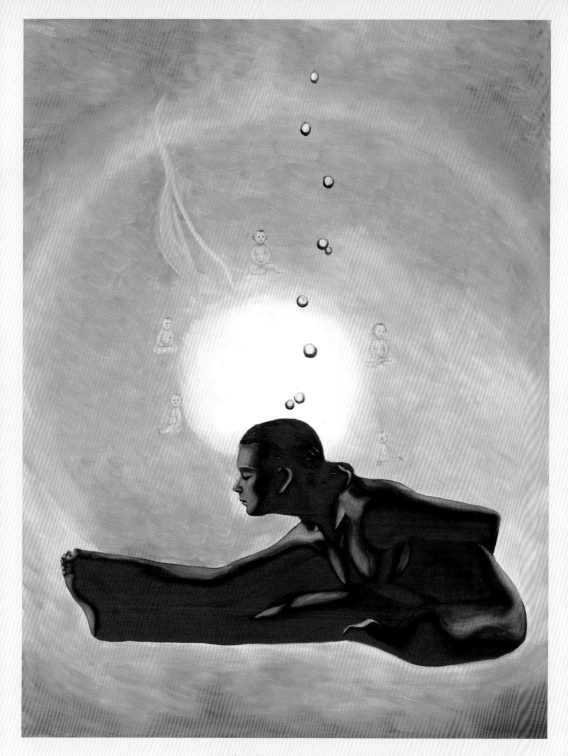

《分神运化》创作于 2009 年，布面油画，200cm×150cm。

　　能无心守静，元神可以出去多个，分神自化。圣人无常心，真孩也，霹雳一声，虚空粉碎，飘飘荡荡，不知天地而我内有天地，不运五行而我自然转动，不知其身而真身见，不知其心而真心明。真身见，真心明，圣人物外之神，常心泯灭，即是成道。

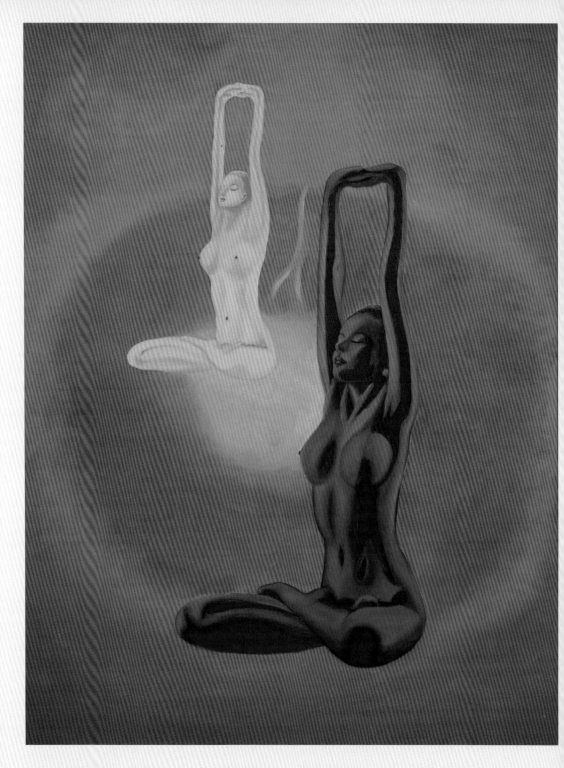

《身外有身》创作于 2009 年，布面油画，150cm×200cm。

身外身就是人体的法身，是虚态空间人的先天形体。先天世界叫无色界；后天世界是实体世界，在人体为色身，叫色界。神仙、真人，就是能出入色界和无色界的人，就是能掌握虚无世界这个伟大宝库钥匙的人，也就是体道合真的人。

1 宇宙与人体共振之窍

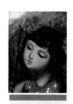

第一章　体道

道，可道，非常道；名，可名，非常名。无，名天地之始；有，名万物之母。故常无欲，以观其妙；常有欲，以观其窍。此两者，同出而异名，同谓之玄。玄之又玄，众妙之门。

道，大人们都认识这个道字，道路、规律、功力，具体的、抽象的，凡是你能想出来的、说出来的都不是老子说的道，这个道是在无中开的一扇门，无就是没有，在没有中怎么开门？你听着一定感到很玄，就是很玄的一道门，所以老子说，给这个无中开启的门取名字很难，因为，你们理解一个东西，总是从已知的经验中去连接，从实用的立场去取舍，这个对你们来说未知的、陌生的、看不见摸不着的、不寻常的东西，对我来说是最金贵的、最熟悉的。如何才能真实地体悟这个道呢？那就是把自己已知的都抛弃，把自己像电脑格式化一样清零，脑子里空空如也，就开始接近道了。

可道，谁可道，你们的知识完全不了解，当然说不出来，写不出来，但是，当你们大脑空了，什么也不想了，你们里面有一个从来不说话的内心的小孩，那个在无的位子上的真人，那个藏在心里面的觉知，有个接近的词叫心领神会，她像一面无形的镜子，把一切都尽收眼底，她才是可道的主角，

001

而不是用嘴可以说的，用语言可以写的。

非常道，怎么不同寻常呢？她叫无，名天地之始，始就是还没有天地的时候，还是虚无什么都没有的时候叫无。天地是一阴一阳，一上一下，这是对待存在的二，二之前自然是阴阳未分的一，一个混沌，这个一就是无中生出的有，是万物的母亲。一切有形的东西，都是在无中诞生的，无是体，有是用；无是性，有是形。这个生了宇宙万物的巨大的母亲，自然也生了我们人类。我们虽然有爹娘，但是爹娘生我们之前，在我们还没形成肉身之前，我们以无形的形态存在着，仿佛万物之母无形的大元气泡泡，分离出一个无形的小元气泡泡，在父母亲交合时阴阳二气合一，形成一个阴阳浑一的混沌，同场相吸，吸入一个同样是阴阳浑一的小元气泡泡，在父精母血的合作下，三个条件诞生出一个生命。

我们都是万物之母的孩子，体验一下回到生之初的状态，看看无如何生出有来。生之初我们是个虚无态，现在进入虚无，闭上眼睛入静，什么都不想，深度地入静，好像要睡着了，大脑空了，作为意识把自己忘了，把一切都忘了。人体的阳肉体和阴精神，由于有精神活动，人体就处在阴阳对待二的状态，当精神活动停止，就是人体的阴阳合一，那时，身体里面的不说话的小孩就醒了，她醒了就和她妈妈说话沟通，那个万物之母一答应，你这个静静的肉体就会感到忽然的一动，这就是由静（无欲、无念）生出动之妙，静极生动。当宇宙之母的大风箱和人体的小风箱同频率地拉动起来后，停止呼吸，你感受到了小腹一扇一扇地无为地动，有了所感就是有欲、有念头，这个念头自然在关注着那个动发出的地方，叫观窍。

你虽然感觉到了，那是你里面不说话的小孩感知的，不要人为地干涉，似观非观，意识处在仆人的地位，内心的小孩为主，顺其自然，动的越来越大，或者其他的变化，妙趣横生。但是你一人为地干预，这个风箱立刻罢工消失，就无法体验道之妙了。这个窍不是口鼻之窍，而是生死之门，人的诞生是这一来一入，人的死亡是这一走一离，如果能经常待在这个人天一体的大风箱里，则人可以长生不老。这个无中生的妙有，宇宙大元气和人体小元气的共振之窍，两个是一个东西，在不同的时间段叫法不同而已。玄是深的意思，玄之又玄，是深之又深地入静，就可以进入这个众妙之门。

为什么说是众妙之门，因为里面的奥妙多得说不完。后来的丹道把入这个无中之门叫开玄关，上下玄关一开，太极图上下阴阳鱼眼开启，神气合一，阴阳化合，抱元守一，得到的是先天真一之炁，那是金丹药王，人体从此不会生病。人体的病、肥胖，都是这口先天真气少了的结果，真气足绝不会有多余的脂肪。当人有甚深地入静的功夫后，先天智慧的真正主人，人体内的无位真人给你的人生当家做主，那时的智慧是后天人为学习的万倍。慧性开启，通天知地察人，通有入无，先知先觉。投胎来背的口袋里装了多少年的寿命，多少福祸，内心的小孩一清二楚，总之，入道之后的好处数不清，所以说众妙。

人正确的活法，理想地活着，自由地活着，所有的关键就是入道，从开启这个玄妙的无中之门开始，得这个真东西，它不是气功，是生命的本来，人亲近这个本来，就可以解决人世间的一切问题，老子《道德经》八十一章全部是在苦口婆心地教我们如何开启玄关，得先天一炁。阅读全部经文，发现只有两个内容，一个是先天一炁是什么，一个是怎样获得这先天一炁。是什么描述的就是道，怎样得到手就是德的部分，所以叫《道德经》。老子之所以紧紧扣住这一点反复说，因为这个一进去，就进入了全自动化的程序，不用说，不用做，一切都会自然而然地发生。就像我们是一滴水，离开了江河湖海的母体，老子在帮我们开个口子，把我们这一滴水，溶到大水中。

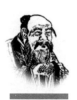

2 天地灵阳之炁是人之根

第二章　养身

　　天下皆知美之为美，斯恶已；皆知善之为善，斯不善已。故有无相生，难易相成，长短相形，高下相倾，音声相和，前后相随。是以圣人处无为之事，行不言之教。万物作而不辞，生而不有，为而不恃，功成不居。夫惟不居，是以不去。

　　为是做的意思，人们知道美就去做觉得美的事，对于入道来说就坏了，美是和丑相对存在的，有美丑之分，就是有分别心，是在阴阳二上。阴阳二的分别心就是后天意识心，道不是这个，是分别心启动之前那个阴阳浑一的无分别状态。老子说美丑、善恶是要我们不要有分别心。

　　打坐的时候，什么也不知道，万缘放下，凝神调息，神息合一，神气打成一团，很快进入混混沌沌的空无状态。像困了快睡着前，大脑思维停止了兴奋，昏昏默默的，这就是没分别心的状态，在这个状态昏进去，但里面的觉察还在。这个昏是后天意识心下岗，先天元神上岗。不是昏迷，是杳冥，昏迷就睡着了。静极生动，忽然一觉而动玄关开，从无中就生出有来。有了也不要管他，依然一念不起，一呼一吸，一来一往，气气归玄窍，息息任天然，还是用神气合一、守一的办法守在无上。有是无生出来的，无是母，有是子，守母不守子，越不加人为的作为，任其自然，越不断地无中生有，天地的大元气越充沛地流入你的体内，这是有无相生的含义。

难易相成，胎息开始总是不见动静，好像很难，稍微出来一点微弱的动静，什么时候才能炁很足呢？你不用想那么多，难易是互相成就的，你只要守住一，那一上一下，一来一往既是炁，也是神，你只管神气合一，自然后边得炁越来越容易。长短相形，呼吸时快吸慢呼，迅速的一口气进到腹部，吐气时越慢越好，慢了就静了，越慢越静，先是能听到自己的脉搏，再静就能感到比脉搏慢的一开一合的动，像孕妇做 B 超时，婴儿在母体的水里一起一伏似的，那就是胎息，在腹部和胸部之间上下，口鼻的呼吸是在口鼻和胸部之间上下循环。把口鼻的呼吸和腹部的内呼吸调和成一体，口鼻的呼吸渐渐减弱到几乎停止，当胎息进一步变成真息，全身的毛孔张开，口鼻呼吸完全停止，人体靠毛孔和外界交换能量，这个真息真炁就是人体药王。

高下相倾，脑为神腑，神在上向下注视腹部，神是火，火是离卦；腹部肾气是水，水是坎卦，火入水中，水被火蒸，变成蒸汽向上升腾，水火既济，坎离交媾，阴阳合一，产出的就是真一之炁，一炁中含阴阳。因此，小周天就通了，音声相和，好像这里唱那里应，神融气畅，百脉流通。身体亏的炁都补足了，再有多出来的炁就会自动寻找出路，水火既济时，任督二脉已通，炁最先就会沿着这条打通的路前后升降，所以老子说前后相随。上下打通中脉，乾坤交媾，此时，后天的坎离转变成先天的乾坤。先天元气充满肉身，对其进行脱胎换骨的改造。

有无、难易、长短、高下、音声、前后六个方面相成、相形、相倾、相和、相随。在理上，老子让我们要从后天意识对待的阴阳二，返还到先天意识的一，守一不落二；在事上，从无到有，开启玄关一窍，进入众妙之门，将胎息炼成，让天地的大元气在体内运行。

圣人处无为之事，行不言之教，万物作焉而不离。圣人就是入道的人，用无为这种方式才能入道、体道之妙。既然无为就没什么可说的，对能心领神会的人，本心光明的人，拈花一笑就明白了，不用说什么。万物作焉

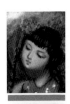

的万物，在胎息、开玄关这件事来说，指的是身体里得到天地的大元气，四肢百骸受益，精气神全面改变，涉及很多很多人体内部的变化。只要守住这人天相通的太和一炁，什么都不用管了，一切会自动发展，因此尽量做到随时守候不离。只要有可能，尽量多地神气合一。

万物生于无为，又何尝有中生万物？人到静时，金丹药王种子自现，又何尝有作为？自生而不知其生，叫生而不有。为而不恃，功成而弗居，夫惟弗居，是以弗去。开玄关从练习胎息入手，我是做这件事，但我是以无为的方式做的。当胎息练出来我也不理它，依然还是以无来对待，所以这个天地的大元气就总是在我身上，一得永得，是以不去。无为顺其自然而为就是元神当家，居无为之境，时时不居有上。

当胎息出现后，如果你一动分别的念头，你要它动静再大一点，炁感再强一点，它马上就消失隐匿了。自然而生的胎息就像潜入深水一样，你一想东想西，就浮出水面了，就感觉不到它了。它并没有真正地消失，每一个没有练胎息的人，身体上的玄关也是在一开一合地存在着，只是自己感觉不到，所有的意识活动就像烟雾把它遮盖起来了。真正关掉杂乱的意识心，内心的小孩，先天元神本心才会显现。当感受到轻轻的如微风一样小出小入的动静时，后天意识心乖乖地顺从、辅助、配合，永远跟着感觉走，这个炁感就会越来越明显。

这天地的灵阳之炁是养身的根本，她是所有生命的母体，是每个人真正的家。人体中的原始能量，在后天意识活动的人间生活中，经不起几十年的消耗，人逐渐老、病，都是这个原始能量减弱造成的，只有重新回归母体，用自然无为的元神采回母气，我们才不会老、不会病。我们的元神携带着历代的信息，在回归母体的过程中，这些信息将被唤醒，在这一世发挥作用，不用奇怪没学就会的天才成果，元神里有上辈子修的。在这百年的空间，你把几千年的自己一一展示出来，突破空间地生存，入道后人生就变得无比好玩儿了。

3 先天自然之心主宰

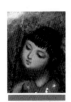

第三章　安民

不尚贤，使民不争；不贵难得之货，使民不为盗。不见可欲，使民心不乱。是以圣人之治，虚其心，实其腹，弱其志，强其骨。常使民无知无欲，使夫知者，不敢为也。为无为，则无不治。

这一章说的是元神当家，识神退位。不尚贤是不要有分别心，恬淡自然，好不好都一样，美与丑都一样，居于中间的空无状态，后天意识心淡化，虚灵活泼之神常静不乱。不要有人为的念头，说长生好，为了肉体的长生不老，一定下苦功努力。这是后天意识心的作为，在这个基础上行动都是错的，都进不去这个无的门。为什么修道的人多如牛毛，成功的却凤毛麟角？为什么多数人下了十几年的工夫连玄关都开不了？这是入道的第一关，最难也绝不宽容，后天意识有一丝一毫，这个门就不给你开。

没有分别心，没有向外之心，心内空空，好像纯净的天空，清澈的水。心是沉静不动的，如果有任何心思，就是在大脑皮层忙活，心灵的空间就阴云密布，一盆浑水，动荡不安。入静进入深深的无意识状态，进入大脑质层，那是人人本来就有的大智慧世界。老子说的没法命名的道就在里面，内心的小孩、无位真人就在里面，你只要有刹那的真正干净无意识的情况出现，伟大的自然天真就会不错过时机地给你显现。久久入静，忽然一动，

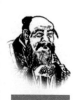

一道金光闪现，那就是元神悬挂空中，肉眼目睹活泼泼的自己本来面目。当你的心出现片刻的真静时，就是元神闪现的一刻，元神为阴自动去抱身体内的阳气，阴阳一交火，放出闪电般的能量，这一刻道家叫玄关开启，进入天人相应的自动化程序中。

别小看这一片刻的清净，不信你试试，没有多年的禅定功夫，根本无法达到。有一丝念头就有一股能量在动，在耗散体内的真阳之炁，在流失能量。这是一种功力，定能开慧，慧力强大了，动静坐卧就都在静中，做事的时候有与客观发展同步的准确力、洞察力，焦虑、企盼、担心、回顾什么都是多余的，只是单一那个事情本身。做事时心念守一，不做事时也是一的简单状态。这是生活事业长期磨炼出来的功力，绝不是纸上谈兵就可以把心脑的荒地清理干净整洁的。老子说得简单，不尚贤，不外求，心就不乱，可是就这几个字，做起来非常不容易，没有多年的工夫、毅力自我改造，降服自己的后天意识心，进入不了先天自然之心主宰一切的境界。

进入那个妙有的世界首先要降伏其心，识神退位，请出元神，从有为入无为。虚其心就是元神当家，虚掉后天意识心。当心收回来不向外了，能量也就收回来了，腹部实就是能量得以凝聚了。当心真静时，天地的灵阳能量进入，日积月累，阴消阳长，身体偏阴的状态得到改变，精满炁足。这个精炁是后天养出来的人体先天能量，这个能量表面上是为后天的肉体服务的，内在的，是用来哺育先天元神的。六祖慧能说淫性即佛性，性能量是人体的根本能量，先天的精炁是性能量的动力源，人体良好的状态是性能量充沛的温和外现。人的心神，要开悟，要明心见性，证悟本来，需要强大的身体能量的支持。那是高度的阴阳合一状态激发的结果，脑力不足的，根本不知道佛说什么，老子的道是什么。过人的精炁能量才会哺育出过人的元神，元神是采集能量和操纵能量的主角，佛家靠禅定的能量供养心神开悟，道家靠精气足，打开阴跷下玄关，丰沛的性能量的升华转化，来支持元神穿越空间的运作。肉体只是房子，在元神的成就没有完成之前，还有利用的价值，所以要保养好。

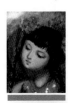

弱其志，强其骨。婴儿是不是很弱？但是把自己的炁练得如婴儿般至柔，虽然至柔，如天地的大元气，却可以至强至刚，浩浩荡荡，包天地而入日月。心越静，炁越强。肾主骨，肾炁强，骨髓实，骨质坚。孩子因为无知无欲，才有旺盛的生机之炁，无知无欲是弱其志。

使夫知者，不敢为也。为无为，则无不治。常让自己无知无欲，存一念于静中，故不敢为争为盗，以乱我心。要是以一个方法对治、控制，当时管用，一不控制又不行了。人在社会不可能不做事、完全地无为，但是要顺自然而为。当玄关没开的时候，要入静练习，这是有为。但是，那个太和一炁不是练出来的，而是静中自然来的。为无为，什么事也不做，也是一件事，做的就是这件事。入静什么都不知道了，她就来了。你静在哪里，她就在哪里，无处不在。本来我最先注意腹部，感受到一开一合的内外一体的炁感，偶然一次我注意胳膊，她也在一开一合。只要神气合一，她就随时让你感觉到。只要你什么都不做，她就来给你奉献了。

大道本来平常，没有什么新颖奇异，只要注重修心养心，重内轻外，虚心养神，实腹养气，神静如山，气行如泉，常常抱一，刻刻守中，为无为，自然与道携行。

4 元神元精是人体内的真夫妻

第四章　道源

道冲而用之，或不盈。渊兮似万物之宗。挫其锐，解其纷，和其光，同其尘，湛兮似若存。吾不知谁之子，象帝之先。

这一章讲的是见道的情景，也是玄关开启，天地的炁与人体接通那一刻的景象。道是什么？太和一炁，充满乾坤，包乎天地，浩浩无涯。先是下玄关开，当天地的灵阳之炁突然灌满全身的时候，她是无穷无尽的，用之不穷。阴阳和气交感冲击的发生，是因为你守在中上的缘故。跳出阴阳二，似守非守在一上，好像正负之间的 0，在这个阴阳平衡点上，是生机的起始，也是生气最强的，偏阴偏阳生气都会弱。好像你越是空着，越能盛满一样。那炁一来了你说好呀多来点，多了还想更多；出现了玄妙的景象，还盼着更玄妙的景象出来，这是后天识神的思维习惯。要用空无的元神，不加人为地调动、干涉，一直静静地观着，更深的万物的本元、道源就会呈现给你。

很多人不能见道的原因是聪明才智、盛气凌人、自以为是，这些都是见道的障碍，虚灵元神被这些东西囚禁起来。只有把这些聪明才智、个人的习性等后天的东西，用一个默字，把它们统统降服，一切傲物凌人都归于混沌，才能人心死，道心生。否则，最难治的念头，一个接一个没完没了，它起来了你又要自解自劝，麻烦得很。用入混沌这一个办法，将其斩草除根。如此，纷繁悉解，元神天君常泰。锋芒自挫，不知有锐，也不知挫锐之心，外之纷不能入，外纷不入，不待解而纷自无。诸纷不能乱我神、分我心、散我气、耗我精，不乱、不扰，不分、不散、不耗，如此性光方现。性光发生是上玄关开了的标志，上下玄关都开了，上下阴阳鱼眼都开启，人体太极图就绘制完毕，紧接着发生的就是阴阳二气的相吸相冲，到冲的地步才叫做和，冲气以为和，才体会道之妙，道之理，道之深奥。

人炼形如地，静寂不动，才叫做同其尘。尘指土，地属坤，炼坤之质，从阴中求出点阳明之象，现而为光，光生则坤静，坤静则湛兮而成道，道非无，无而若存。婴儿一现，我不知是谁之子，在杳冥之中，我不知有我，怎么知道是谁的孩子？帝指我，要返于一来之际，复我本来面目，归于无始之先，合道以为我，合我以为道，才叫做"道冲而用之"。湛兮似若存，进入无知无欲的混沌状态，一点湛寂虚明之体自然常常在抱，若有所在，若无所在，若有所存，若无所存。在人体则是一片灵光闪烁于中部黄庭之中，恍惚于眉目之间。不存而若存，有象而无象，是湛兮似若存的含义。帝之先是混沌未开、鸿蒙未判的清空一气。道生于天地之先，混于虚无之际，我不知道它从何而来，向何而去，是谁家的孩子。

你和你面对的事物融为一体，你面对的花，你和花之间的界限已经突破，不知道你是花，还是花是你，就像庄周梦蝶，不知道是他梦见了蝴蝶，还是蝴蝶梦见了他，人我合为一体，这是心灵状态；在身体上，分不清是我自己的炁在动还是天地之炁在动，内外一体。这个见道的景象，是玄关开启时的身心体验，因此，玄关不开，见到的只是学者文字上的道，没有体道的纸上谈兵，停留在哲理思辩的层面，在大脑皮层兜圈子。

近代丹道名家陈樱宁的书中，记录了一个弟子玄关开的景象：有时正在看书写字，忽觉腿部有炁腾起，上交中宫，顿然全身如浮，身轻如蝶，恍惚如在云空，乃知景到，不敢妄动，任其自交；有时真炁会于中宫，甜蜜非常，津生浓醴，身软如泥，如醉如痴；有时真炁自脚心升起，两腿于

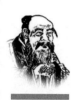

是格外轻快，便乐意悠情漫步，涵养中宫炁团，任从我行，全不知倦；有时好似身后有炁推动，举步毫不费力，犹如漫步太虚，缥缈轻举；有时炁来甚速，迅即在中宫抱团结胎，小腹盈满，静以养之，呼吸内外开合，全体美快之至；有时感觉混沌，卧以应之，上下二炁，会于中宫，交接甜美，流行全身，暖融畅适，周身太和，太虚与我同体，而我为太虚之主……种种景象，变化万千，非笔墨所能尽述。时间稍长，观察天地变化，乃悟我身氤氲之候，正是天地相合之机，及至有形，其景自失。证验至此，方才领悟何为"天人合一"。

玄关开启，天地的阴阳之气注入体内，如冲浪一样，深远无边，好像深到世界的尽头，所谓的万物之宗，一切生命都因道而诞生，动植物、花草都是秉一炁而生。道冲就是一炁之冲，那是人体内先天元神和元精这对真夫妻结婚时传出喜庆的鼓乐和鞭炮。在出生前他们就是阴阳合一的太和一炁，出生后就各奔东西，被分在心和肾，牛郎织女隔天河而居。织女被后天意识心打入深宫，牛郎被人欲消耗得日渐消瘦。当人能觉醒，入静识神退位，固炁保精，待到精满炁足神全时，牛郎织女重相会，他们早就认识，熟悉得很，自动拥抱成团，相拥撞击出的阴阳合一的能量，就叫道冲。

元神元精这对真夫妻是什么样子呢？上下玄关开启，两眉之间见到性光，元神现，下面阴跷穴开启，好像一股热能忽然放出，性欲炽烈，那就是元精现的景象。元神、元精在人体中部的黄庭会合，这对久别的夫妻扭成一团，就是道冲。这里有两个关口，第一关是你能否真静，把元神请出来，那是无位真人，无中开的一道门。在有中忙活惯了，在无中还是忙活，改掉习性不忙了，真的虚无了。第二关是元精发动时性欲特别强，看你能不能平心静气地炼精化气，是不是管不住自己的性行为，不把元精耗散掉。这两个关都需要定力，要知道这对真夫妻出来是多么宝贵，你就会珍惜，就比较容易过这两关，这两关过了，才会有下一步的道冲体验。

内在小孩解道德经

4 元神元精是人体内的真夫妻

挫其锐，解其纷，和其光，同其尘。这里老子讲的是开上下玄关的因果联系。挫其锐就是无我，我们总是自以为是，认为自己是老大，锋芒毕露，要先把这个拿掉，纷繁的念头，像乱草一样，要斩草除根。把心修到这个地步，清心寡欲，如朗朗晴空，性光就会出现。性光在上部出现，还要让这个光往下照耀。尘就是土，就是中土。老子这十二个字，就是让元神、元精打成一片，让牛郎织女快点结婚，这样天地的大元气才会听到婚礼的鞭炮前来道贺。

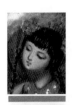

4 元神元精是人体内的真夫妻

5 对生命初始的亲近

第五章　虚用

天地不仁，以万物为刍狗；圣人不仁，以百姓为刍狗。天地之间，其犹橐龠乎？虚而不屈，动而愈出。多言数穷，不如守中。

这一章讲的是用默用虚，先天一炁就会越来越多。天地不仁是天地不知道自己的仁，天地养育了万物，一炁周流，四季生焉，春生，夏长，秋收，冬藏。生生化化，一炁主宰万物，纯自然不夹杂一点人为，万物得太和一炁，生之，育之，长之，成之，天地容万物而万物感，天地化育之德，没有形迹，上德不德，上仁不仁，正是至仁也。天地包容了万物，却没有这个包容的意识，给予了万物生命，自己却不知道，叫天地不仁。刍狗是草扎的狗，祭祀用的，只是个虚的，并不是真的东西，就像现在祭祀纸扎的别墅、电视机一样。天地把万物都不看在眼里，轻贱如草芥。这个生育了一切的仁慈母亲，她都不知道自己做了多么伟大的事情，这就是至仁，最大的仁，因此天地才能长存。

修身之圣人，效天地的不仁，运化育于身。百姓，指身。身为国，心为君，意为民，心以无为为化身，意以无为守法，这就是圣人的仁。冥冥之中，不见施仁，是圣人效天地"上仁不仁"处而修己，给这个身体做了很多很重大的事情，却不知道自己做了什么，叫圣人不仁。以百姓为刍狗，圣人一点都不看重这个身体，这个有形的身体，不过是无中化出来的。把电能比喻成无，把电视、冰箱、电灯比喻成有，守那个无，有形化成什么都无所谓。

天地不仁，无声无嗅，高也明也，博也厚也，此天地之仁也，而万物感之，不见其仁。此所以不仁处，而仁大；所以不见仁，而仁宏。橐籥就是风箱，观天地，一炁上浮为天，下凝为地，中间是空洞，不过一开一合，像个大风箱。因为中空才流转无碍，气机之升降才无始无终，不屈不挠，这是天地之修。圣人效法天地而修身，抱中守一，空空无迹，浩浩无痕。天地以无来修身，就像风箱以空来作为，以无为而为。所以修身用虚而不屈，虚以修者，领虚之美，得虚之妙，虚之极而动方生，一动愈出，美而愈知其妙。多言而无可言，故数穷，不如知我之美，会我之妙，抱我至中至道，而守我冥忘之理，常存真一之气，以乐天真。

守中的主角是神，神是火，守的是炁，炁是水，守中既是中脉、黄庭中宫，更是守在阴阳平衡点上。生气的起始，只有守在这个上面，生气才会源源不断生发出来。守中要似守非守，元神守，识神配合协作。完全是元神的空无，完全无为就不存在守的问题，有守就是有为，守过了就是识神专权，生气就立刻停止不出来了。比如，你一抬眼，看到一个人脑袋周围有光圈，那是你里面的元神看到的，你的意识之神只是个帮手，但是，你一动念，想看个仔细，那光就消失了。你只有不动念，似看非看地斜眼瞄着，而你心里的眼睛，你的元神才会定定地把那光看个究竟。

这个用虚的橐籥，与人体的胎息十分相像。口鼻的呼吸是人为可以操作的，胎息是把口鼻呼吸几乎关掉，腹部自然一鼓一鼓的，黄元吉先生在《乐育堂语录》"真火凡火章"中说："修行人以无形之真火为用，而外面呼吸有形之火非谓全然不用，不过如铁匠之风扇吹嘘于外，周遭包裹，以卫中间神息而已。"他在诗中说，乾坤橐籥无极妙，夺得无极变真人。这个人体的风箱里面有无极真人，胎息的胎是圣胎，圣胎为元神所结；"息"是真息，真息即命蒂，命蒂乃元气所结，至呼吸不出不入之时自得。"胎"

字是讲定神于胎中，不动不摇，如婴儿之处母腹。"息"字是讲伏气为息，绵绵密密，幽幽微微，粗气灭绝，如胞胎中之婴儿，不以鼻口呼吸。胎息练成功，元神就上岗了。

用虚、用空、用无、用元神，先天真东西才会来，用实、用有、用识神，那都是后天的东西，都不是老子说的先天一炁之道。唐代以后成熟的金丹大道，玉液还丹、金液还丹、炼精、炼气、炼神、炼虚，都是以此先天一炁作为丹头，得不到此炁，炼一辈子也是枉然。当代人熟悉的气功，只有个别人继承了老子先天一炁的正脉，握一下他的手病就好了。绝大多数都是后天意识指挥下的有为，在后天炁上转圈圈，特异功能也只是掀开了先天玄门的一个小缝儿，并且短暂，无法实现人体与心灵后天转化为先天。因此，读老子的《道德经》，不是知识的学习，而是对生命初始的亲近，对自己无位真人的熟悉，对大智慧系统的唤醒，通灵开窍，给自己元神的营养和修炼，远远超过了以往的气功层面，更不能与后天意识写出来的《论语》等传统经典诵读相提并论。

6 虚灵本来面目在动静之间

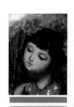

第六章　成象

谷神不死，是谓玄牝，玄牝之门，是为天地根。绵绵若存，用之不勤。

此章是上一章用虚的继续。人一落生后，先天的宝玉就掉入泥潭。这个泥潭的腐蚀性非常厉害，不是捞出来擦擦就能干净的，不经过车床的打磨，很难见到美玉的本色。怎么办？老子用通篇的《道德经》给出了下手的功夫，即用虚、用空、用无的玄关的开启。

唱山歌，这边唱来那边和，空谷回音，好像山里有个无形的山神一样。山穴曰谷，言其虚；变动不拘曰神，言其灵。不死就是惺惺不昧，山有虚灵之神而得到永恒，一万年前如此，一万年后不变。人的存在，也是这个虚灵的作用，如果虚灵在，人就在；虚灵离开，人就消失了。这个看不见的才是生命的真主人，四肢百骸，五脏六腑，没有这个虚灵立刻就分解。人在用心、劳碌的时候，虚灵就被埋没，虚灵的能量从眼耳鼻舌身意中散尽，这就是普通人的活法，这个得之则生、失之则死的虚灵之门，成为了普通人的死户。而修身的圣人，他们善于保养虚灵，清心寡欲，让虚灵显示她的神采，向外的耗散尽量减少，向内的凝聚尽量增多，使虚灵的原始能量得到丰沛的保全，并且可以生生不息，那么这个决定因素的虚灵在一般人是死户，在圣人这里就变成了生门。养生的真正含义就是养元神，因为元神决定着生死，肉体不过是元神的房子，养身那些人为的忙乎，更多地消耗无为元神的能量，不能长生，还会短命。

这个无声无影、不可捉摸的虚灵，总是要在有声有色的事物中把握吧，不然怎样操作呢？所以要想谷神不死，须从玄牝立根基。玄，深也，远也，天也；牝，母性生殖器，坤也，静也，地也。玄牝之门，就是天地之门、阴阳之门、动静之门、玄妙之门，也是生死之门。它是阴阳往来之路，天地造化之乡，人物发生之地。这个虚灵在人身上如何找到它呢？静坐，垂帘内观，混沌无知，大脑进入那个睡得很香甜的静里似的，但并没有真睡着，凡心死也。忽然一觉而动，道心生，无中生出有来。不要死死守住丹田，在不内不外处，观其升降往来。所谓出玄入牝，你的虚灵在哪里？出也不是，入也不是，在出入之间、动静之间即是。借空洞之玄牝，养虚灵之谷神，不即不离，勿忘勿助，便是绵绵若存，用之不尽。

虚灵之神，在于空谷之闻，人身好比山，忘掉这个身体的存在，这个肉山才像空谷。因此，虚灵才能显现。这个虚灵是阴，是织女，肉体上的精炁是阳，是牛郎，阴一显，自动就把阳吸引过来，阴阳一合，像黑夜中对火一样，立刻擦出火花，产出白光，虚室生白，这就是那真一之炁，虚灵常静，真一之炁常出不断，才是绵绵若存，使之不穷，用之不竭，如山谷，常静而存神，叫"绵绵"。若心思用实了，就不是了，要似闻非闻。"勤"字，不是勤奋，而是"绵绵不绝"之意，"用之不勤"，是无穷无尽之妙，没有一刻停息。

玄关妙窍，只在一呼一吸之间。其吸而入也，则为阴、为静、为无；其呼而出也，则为阳、为动、为有。即此一息之微亦有妙窍。人欲修成正觉，惟此一觉而动之时，有个实实在在、的的确确、无念虑、无渣滓的本来人在。混混沌沌之中忽有一点灵光发现，此即我之元神也。若能识得元神，常为我身之主，自是所炼之丹，必成天然大丹。

这个空谷之神，我们这一灵虚神，有而形无，实而形虚，是个非常隐秘、非常微妙的东西。怎样下手捕捉呢？只有从无欲观其妙，有欲观其窍下手。

无中生妙有，有无一立，妙窍齐开，玄牝立焉。这个虚窍中一开一合、一上一下之动，是阴阳合一之真气，神气完全合一生出的先天一炁，人天贯通一体，才叫有无窍、生死门。如果死守一个窍，比如守丹田、守天目穴，那里面都没有先天真一之炁，就是凡窍，而不是这个神秘的窍。因此，必须似守非守，虚则落玩空，实则拘泥于有形，都不是虚灵不昧之体。不虚不实，静则无形，动则有象，动也不是，静也不是，动静之间，才是人的虚灵本来面目。

调整呼吸，慢、匀、细、微，渐渐的胎息发动，那个感知无中生动的虚灵，好像就在动静之间，也是绵绵若存。等先天一炁用胎息的办法调动出来了，天母的大元气，永远用不完，叫用之不勤。

谷神是虚灵之神，以为会玩虚的、能入静就是会玩无，会玩老子说的道，那就错了。那是做枯禅，孤阴不生，孤阳不长。那个最活泼的生机之始的能量，是阴阳合一的产物。

6 虚灵本来面目在动静之间

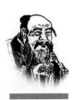

7 无位真人才是人的真身

第七章　韬光

天长地久。天地所以能长且久者，以其不自生，故能长生。是以圣人后其身而身先，外其身而身存。非以其无私耶？故能成其私。

天亦有情天亦老，天因无情而不老。一炁在天地间周流，春夏秋冬，一万年前后均是如此，养育万物，任其生、任其灭，毫不动心，不据为己有，压根就不知道自己做了什么，因为无心，天地的元精一点也不消耗，因此才获得长生。

无心，不为私也不为公，没有公私的分别心。一片虚无，该生自然生，该灭自然灭，不干预、不策划，只是广大包容，天地因此而长生。人也该效法天地，天地因无心而有炁，炁生万物，永恒长存。人若无心则见自性真人，生真炁，这个真炁与天地永恒长生的炁是一体的。生和死是相对的二，一个念头生出来，接着消失，就是一个生死轮回。如果一个念头不生起来，也就没有后面的消失，只有不生才会有不灭。人的什么东西和天地一样，是不自生的呢？就是我们的本心、虚灵、元神。我们的妙明真心，本来清净，不生不灭，不圣不凡，不增不减。人纯净无念就是自性光彩照人的时候，就出离生死；当杂念丛生，自性陷溺、被污染的时候，无明昏聩才有生死。这一灵明性体，是一种无生无灭的无分别相，是在"气离出入"、"心离能所"

时呈现的"无云晴空"般的心灵绝对本体，心想的客体和能想这个客体的主体都消失了，叫心离能所，即人的"本来面目"。大道唯有这虚灵的无位真人，才是人的真身。人身只有这个真人，才能像天地一样可以不自生而长生，修道、悟道、修真，就是把这个隐藏的真人找出来。积精累炁，是为了养育无位真人。当真炁的能量聚足，她会居在你身外，和你一模一样。有时候，她会捂住鼻子说你的肉身好臭，不愿再进到里面；即使她没离开肉身，但已经很清朗地存在时，听到那些自私自利、耿耿于怀的人话，就感到人味很污浊，很不清爽，还不如猫狗好玩。

普通人很重视这个色身，吃好的，穿好的，还要功名利禄，心情才好，时时盘算，刻刻经营，结果没几十年，就精枯气弱，魂飞魄散，不能长生反而短命。修道的人好像清心寡欲，不去热衷于做什么，享受什么，却因心静得到精满炁足的长养，这是后其身而身先。圣人效法天地修身，先以静御气，后以精养身；先以静抱真，后以后天之炁养身，也是后其身。这个后天之身精炁足了，先天的元神真身有了足够的能量支持，法身出现，身外之身方得；身外身是从体内修成的，可离体而存在，有生命、有智慧、有法力，能出有入无、通灵达妙的"神体"。只有认清真身假身，把假身置之度外，才能见到真身。

这个真身在《周易·参同契》修炼成功的真人描述中，是很好玩的很嫩的小人儿，一动她，身体就像面条一样变形了。《钟吕传道集》中也有描述，说她一出窍，就感觉肉体如粪土一样讨厌，开始她还很弱小，要经常出入锻炼，当她长结实了，可以一念到千里外，替你把事情办了，还可以出去多个分身，同时替你到海上救灾救难，妈祖、观音他们都有这个本事。

先外我之假身，而存我之真形，无他，乃一静而存。天地以无私而开，人以无私而合，天地无容心以感万物，圣人效天地亦无容心而抱全真，总不过要人心合天心。天地以清虚之气而转周，圣人以清虚之气而运动，天地能长久，圣人法天地，故也长久。

身外身就是人体的法身，是虚态空间人的先天形体，先天世界叫无

色界；后天世界是实体世界，在人体为色身，叫色界。神仙、真人，就是能出入色界和无色界的人，就是能掌握虚无世界这个伟大宝库的钥匙的人，也就是体道合真的人。那长生的天地之炁，虽然可以通过胎息引入体内，但后天人生的消耗，能修补也勉强，一个肉体存放的先天一炁，再充沛也是有限的，不如在天门这个产道让真人自由出入，回到天母那里直接采取能量。

非以其无私耶？故能成其私。圣人可以身外有身，像天地一样长生，都是因为无私心于物，故能成我无私之私，以静而守我真形，待天地反复之时，而我之真形无坏。一般人的先天一炁能量耗完了，虚灵一走，肉身死掉，虚灵的能量因枯竭而灰飞烟灭。圣人、真人则不同，他们不是因为虚灵的能量在人世间耗尽了而死，而是利用人身的几十年可以聚集的能量，把虚灵修炼得像刚投胎时一样，圆陀陀、光灼灼，他们可以数百岁驻世，即使死了，虚灵离开肉体，也因其充足的能量支持永远存在。钟离权、吕洞宾、张紫阳、白玉蟾、黄元古这些人都是修成功了的真人。老子的《道德经》是他们实践的理论基础，老子说的虚无一炁，被大批的真人实践成功。至今的人体科学，无法解释那些生命的奇迹，他们虽然没有肉身，却可以把思想传达给某个记录者，在人间传播。前些年美国畅销书《与神对话》，就是无肉身但有虚灵存在的真人，对人间的关怀。

更了不起的是元神的智慧，《易经》《黄帝内经》《道德经》这些都是作者用元神写出来的书，几千年来还是不变的真理，成为中华民族的根文化，伏羲、黄帝、老子这几位圣人的灵魂在他们的作品中永恒，元神是生命中永恒的太阳，读《道德经》，悟道，是让我们的太阳放出不朽的光辉。

8 出生之前悬于天地的我

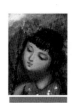

第八章　易性

上善若水，水善利万物而不争，处众人之所恶，故几于道。居善地，心善渊，与善仁，言善信，政善治，事善能，动善时。夫唯不争，故无尤。

水善处下，谦卑柔顺，功盖天下而不知，行满万物而不知行，惟顺其自然，随顺柔和。这说的是上善之心，平平常常，无好无恶，居上不骄，居下不卑，于己无忧，于人无怨，与世无争。这个自然无为之心与道心很相近，道妙无非神气合一之太极，父母生我之前一点虚灵之气而已，只有无心才可以入道。上善若水指心性如水，上善治水，治理肾水真精，无非阳生。阳生必须一个忘心，这一章就是借水讲心。

心正意诚，即是"善"字总领。正，止一也。心神止于一，诚恳至极，虚灵不昧就是善，居善地，这个地在人体指腹部下丹田，意守丹田是一个表面的居善地，守住心地之善，才是更关键的。这个地很小很小，只有一个念头刚落下和另一个念头还未升起之间那个缝隙，专诚一念地守住这个空，让两个念头之间的缝隙尽量加大，逐渐变成心静如水。一念之生死，一息之涅槃，道之成岂在多乎，只需把持一念。纵有时念起心动，也是触物而动，不是无故自动。如此动心，心无其心，虽应万端，也是真心。

心停留在这个善地，内观其心，虚而无物，如深渊悠远，叫心善渊；

与人交往，这个善心散发出去的自然是仁慈的能量；给人承诺，必然是一诺千金，叫言善信；以善治理政务，必以善的能量化解一切矛盾，令百姓敬仰，是政善治；事善能，用善做事，一定会有节有度，恰到好处；动善时，一动无不合时。居善地则心安，心善渊则神定，与善仁则义存，言善信则立志，政善治则化普，事善能则无惑，动善时则天命知。若是，可进于道矣。

以这样如水的上善之心，身体上的水才能治理好。水之圆通，实际指的是无我执之心。人体肾水是养命之源，先天真一之炁，聚则结为金丹，散则全身无处不到，如滋养万物一般，虽污秽之所，无不沾之。存正诚，则心渊而冥之；圆通若水，可动则动，可静则静，善能正诚圆通，动静方得随时，无人无我，安得有争？夫惟不争，几成于道，故无尤。无尤若水，方能上善。

水之柔和类似于胎息时的太和一炁，后天的呼吸是一团躁急之炁，调息，调则平，平则和。这一太和之炁就是人在出生之前悬于天地间的我，就是本来的我，是天地人合而不分之我，也就是真性真命合一之我。我身出生之前，真我盘旋清空为元气，落入人身为元神。凝神一心，一则虚，虚即我之真性。心神入虚，天地清和之炁自然相投。调息令匀，勿忘勿助，不疾不徐，心息皆入虚极之静。而虚并不是无，虚中有实，当虚中之实未发动时，心保持无知无识，包容一切；当虚中之实发动，心触物而动，随感而通，遇圆则圆，随方则方，活泼不拘，似游龙之莫测。这就叫以性统心，心从来不无事生非，来者不拒，过去不留，心静心动都在真性上。心虚如水，才能内伏铅汞，外盗天地元阳。内感外应，天地元气流于一身无休无止。

这一章，老子讲的是进入玄牝之门，经营那先天一炁，必须要有上善无为之心才可以驾驭。

9 元神自然知道火候

第九章　运夷

　　持而盈之，不如其已，揣而锐之，不可长保。金玉满堂，莫之能守。富贵而骄，自遗其咎。功成、名遂、身退，天之道。

　　用无为的心得到了先天一炁，还要用无为的心来对待，任其自然，在冥忘中，不知其有。持盈是说勇猛向前，不知进退；揣锐是锋芒毕露，不能长期保有。人在没有得炁的时候，还能同天之虚无，体无始之真，用水一样的上善之心等待先天一炁的发动，可是，当这一炁自然发动了，从无中生出有来了，人们容易忘记守无，立刻就忙活上了，勇猛精进，用迫切的、急功近利的心来操练这一炁。有了还要满，不知止，不知中和的法度。上善的心是虚无之真性，是这个真性守虚、守中、守柔，阴阳两种能量冲和为一出现的一炁，持，应当不知道持，那还是虚灵元神在操作，如果知道了持就是后天意识了，有了还要满，更是明确的识神作怪。先天一炁的能量采集多少，元神自然知道火候、量度，自然会该止则止，该进则进。用后天意识，贪心这先天能量多聚集，后天人为的意识无法准确掌握先天能量，就像女人性腺的分泌有着精微的自然数值，注射的荷尔蒙性激素，无法替代那天然的需求。后天意识是智，先天元神是慧，愚笨的后天不能指挥大慧的先天。不如其已，如是到达，已是止。后天愚蠢，不知道那个自然之止。

再比如人的心跳是先天元神操作的，后天人为的意识没法操纵，操纵了人就麻烦了。无中生了有，有了还是先天的东西，你怎么能动后天意识呢？一有了就有为，有了还是牢记要无为。

揣而锐之，不可长保。揣，捶击。有了还要像打铁一样，把铁器磨得光而尖，比喻有了还要表现出来，骄傲地拿给人看。那自然的东西，用了这样不自然的方式对待，她毕竟会消失得无影无踪，哪里会长期地停留在你的身体上呢？这就是金玉满堂、莫之能守的原因。这个先天一炁，如金玉一般宝贵，已经充满了你的全身，却因为错用了后天意识，而守不住这万金不换之宝。

富贵而骄，自遗其咎。咎，灾祸。富贵指的是先天一炁已经充满了，那是虚灵涵养的结果，守住虚灵，才会用之不穷，取之不竭。如果骄傲，那就是后天意识心，它怎么能成无极之道、合我本来面目？先天一炁为金丹之液，玉液还丹，金液还丹，金也，玉也，久在虚气之中，故守之，得其常存；少有骄心，则不能守，而泄大元一气。虚灵虚守来的先天宝物，一动后天意识就散掉了，只能以虚才能持久不漏。

功成、名遂、身退，天之道。遂也是成功的意思，要想把先天一炁的功夫实践好，把这件事做成，一直都需要用虚灵元神，用虚无，这完全是你个人的私事，用不着和别人说，告诉别人那又是社会属性的问题了。守这虚无一炁，你连自己都忘了，怎么还会把自己的事告诉人呢？因此，退出江湖，消除你的社会属性，只是一个干净的自然人。要久守，除非退其身，方得成我之功，遂我之名，而合天地万物造化之根基，返无极之至道。常持而不盈，能保能守，不至于漏其真、泄其元，一混合其天，不外中和之旨。

这个身退，除了淡化人的社会属性外，因先天一炁对人体脱胎换骨的改变，返老还童，女人的乳房平了如少女，男人马阴藏相了，俗精全部转化为元精，精路封闭，再也不会泄漏，也不会有子嗣，也是身退的内容。反过来说，身没退，就是后天向先天转化的工程还没完成。

10 明白了是人在光中

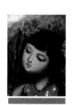

第十章　能为

载营魄抱一，能无离乎？专气致柔，能婴儿乎？涤除玄览，能无疵乎？爱民治国，能无为乎？天门开阖，能无雌乎？明白四达，能无知乎？生之畜之，生而不有，为而不恃，长而不宰，是谓玄德。

这一章是对体验道的描述，很好玩儿，因为内心的小孩已经出去玩儿了。我们不修道的人，在夜里做梦的时候，魂离开身体去外面玩儿。那个梦一定是十分清晰，历历在目，有的时候你明明没去过这个地方，却感到很熟悉，那是你梦里的魂魄去过的。这个魂魄一个是阳神一个是阴神，附形之灵为魄，附气之神为魂。营魄就是魂魄，载营魄，载字在马王堆版本是戴，加之于上曰戴。魂魄抱一，就是魂魄合一。当人的上玄关开启，两眉之间有星光闪烁，那就叫性光，用这性光返照大脑泥丸宫是消魄全魂之功，光为乾，乾为阳。乾在头顶，所以是戴。魂魄本来是阴阳二，魄返阳之后，则魂魄合一，只剩下一个纯阳神，叫抱一。她离开肉体，自由出入肉体，才称得上真人。在做消魄全魂之功时，性光一直照耀泥丸，叫能无离乎。

专，抟也，聚集的意思，专气致柔，心神下注，心阳之火进肾阴之水，火煎水化炁向上蒸腾，太阳落在水里，真阳之炁生出，两肾火热。玄关开启时，一呼一吸间，微阳偶然一动，一下抓住，运一点真阳之炁上迎，左

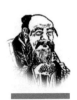
旋右抽，迅速提到中丹田，凝聚不散，叫抟气。不一会儿真阳大生，真气大动。炁多了自动寻找路径而走，到头顶泥丸，让她停留一小会儿，用真阳之炁化泥丸中的阴精，阴阳化合，变成甘津而下，到口里舌下的甜水、神水。再下到中丹田，这时要放松任其自然了，一心朗照，任其气机升降，是坤柔。当真气大动在体内转了一圈回到中丹田，恬淡处之，冲和安之，一霎时气息如无，这就是致柔，久久凝注，真气自然周身流动，四肢绵软如婴儿。

涤除玄览，能无疵乎？抱真一道，永住黄房（中丹田），如婴儿无知无识地，返其太无之始，以涤除障魔，一定要排除一切杂念，洗心涤虑，知守那真一之炁，如果杂念一起，这一炁就散了。玄览，深冥中的无念虚灵观照着。疵就是杂念。得了丹，也要心无其心，物无其物，湛然常寂。以真一之虚灵收复身心和一切杂念。

爱国治民，能无为乎？民指精，国指气，精定为民安，气足为国富。精生气足是不是用无为的方法达到的？得了先天真一之炁，也当平常，不骄傲，不显示，还是混混沌沌的，好像没有这回事一样，能做到这一步，才能开其天门，闭其地户，以养我一团太和之气，上合天之清浮，下合地之重浊，中澄我之身心，不空我本来面目。

天门开阖，能无雌乎？天门指泥丸百会穴，小孩的囟门，这是阳神出来的产道。入定出阴神，见魔见鬼，出的是纯阳神，叫无雌，雌就是阴。这时候就可以检验消魄全魂的功夫到不到家，守道虚灵元神当家的功夫够不够了。否则，出的是阴神，被虚幻的魔境弄得精神不正常。

明白四达，能无知乎？明白指性光朗照天地，虚室生白，人在光中，湛寂常照而没有照心，穿越太极玄，黑白隐显都通达，但能保持一念不生，叫无知。一点阳神，周遍六合，通天达地，无所不照，无处不普，才为真人。

生之畜之，生而不有，为而不恃，长而不宰，是谓玄德。像天地之心，养育了万物而不据为己有，夸耀自己的养育之功；为而不恃矜持之力，长而不假制服之劳，就是这个无为之心，保证你全部的成功，有了这颗心就是深远的德。已经跳出三界外，不在无形中，玄之又玄，无处主宰于我，是谓玄德。不由天，不由命，而由我，一点道心，谁能似此？全德全玄，而不改神也，仙也。

这一章将得药、还丹、脱胎的功夫一一说出。要虚极静笃，含三抱一，恍惚杳明，守中还丹。泯灭觉知，化有为于无为，浑有知于无知，则一元真气长存。我们平时轻易说出的"知道了"、"明白了"，那可不是容易的事，知道了已经是神仙了，明白了就是人在光中，通达玄境，已经六通俱足。

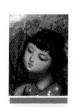

一〇　明白了是人在光中

11 一灵觉照才是万年不坏之身

第十一章　无用

三十辐，共一毂，当其无，有车之用。埏埴以为器，当其无，有器之用。凿户牖，以为室，当其无，有室之用。故有之以为利，无之以为用。

这一章讲用空、用虚。车轮、陶器、房子都因为中空才能用，人体四肢百骸因为中宫有一虚灵元神坐镇，人才是活的；有形的都是不能长生，车轮、陶器、房子、人都是后天的东西，阴阳化生而来。阴阳者后天地而生，有形状方所，逃不脱生老病死。

辐，车条。古代车轮之辐条有三十根，以象征月有三十日。毂，车轮中心的空的插轴孔。埏，和。埴，土。户牖，门窗。车轮、陶罐、房子都以这个有形的东西为便利，以无形的中空为用。杯子没有中空怎么用？用的是杯子，还是用的空？当然这个空是非常有用的。老子这个话针对的是虚无大道。道至虚至无，看不见摸不着，却可以通过阴阳来显现。炁属阴阳，道生一炁，一炁化阴阳，万物从此生。要摸着这个虚无的道，离不开阴阳，但阴阳是后天的东西，不可以做长生的丹，将阴阳返回太极，太极是先天，阴阳是后天，先后天合一，才是见大道。这就是老子为什么总在强调用无、用虚。丹道在炼有形的气时，必须炼无形之丹，才能成就。以实返虚，后天返先天，先后天化一，才能成就大道。

这一章要人外静内动。很多有为的炼气，是外动内静，先天真一之炁，则是外静内动，车载重行千万里，其形稳如泰山，听其腹之转动，若周天移星换宿，周而复始，此阴阳变化之枢机，而车不知己之动，随轮之转也；埏埴听其自然，随人造作以为器，借水火以成形；室乃人之居，若不开牖，其室不明。三者，车不知为车，听其辐；埏埴不知其为埏埴，听其器也；室不知其为室，听其牖也。辐乃车之黄庭，器乃埏埴之黄庭，牖乃室之黄庭；车无辐不行，埏埴无器不用，室无牖不明，人无中宫不生；辐坏车敝，器坏埏埴亡，牖坏室崩，中宫坏气断。"有之以为利"，有利必死；"无之以为用"，无用必生。

如何操作这个用无不用有？在人体则集中在黄庭处用无。中宫黄庭，丹田之上，中脉交汇区域，元神居处。凡调息细匀，微意轻照即止，念中无念，中和在抱，归于自然而无作之功夫，往往在丹田稍上部位出现炼丹反应。丹家以双目中间一穴为"性户"，是性功修炼之地；垂帘观鼻，是将双目日月神光照入中宫。守定黄中，在无极之先，无思无虑，将自家心中未起念时，看它如何起，看得真时，将此一点真光，急收拾来降于中宫，此即是"收来白虎归家养"，久之有一点真气，如火星一般（性光也，药物来也）。即现于眼前，不可着意，到此时自然得药，山根祖窍的性光从点点白光到虚白一片。

车轮之转动象征人体真气的运行，称为河车。经脉是车辐，空灵而妙的元神如轴心；身体如房舍，内空之处神气运行。很多人真阳没有升起，只是人为意念在做小周天，意为火，真气为水，无水行火，水愈灼枯，火愈炎烈，结果是邪火焚身。最初真阳发动，生殖器自然勃起，只是微阳，不能转动河车，只可归炉保存，当丹田有温暖之气冲冲直上，自脐至眉间一路有白光闪现，真阳之气壮足，玄关冲开，不用引导气会自然升降。真阳之气从内肾到尾闾、夹脊，上玉枕、泥丸，下重楼降宫，送归丹田，阳六时进阳火，阴六时退阴符，卯酉时沐浴。当目有金光，鼻有抽搐，脑后有鹫鸣，丹田有火珠之耀，腹中有震雷之声，才可以停火。精气全部气化，外阴收缩，若有一分精未化，窍不闭，气不团，阳不缩，不会出现上述六种功效。

大道之要不过神气，先天元神为体，后天识神为用。混混沌沌、无知无觉时才是元神。神气不外虚实两字，水底金生，有蓬勃氤氲之状，此实也；而上升下降，听之自然，出以无心，则实而虚之矣。又如灵阳一气原无声嗅可言，此虚也；而彼此感召，自归炉鼎，炼成胎婴，则虚而实之矣。如此虚中实，实中虚，才是成仙证圣之本。

对入道的下手功夫胎息来说，后天呼吸返回先天的胎息，把这两种呼吸调和成一种，好像还有呼吸的动作，但是气到胸部就返回到下面了，并没有走口鼻出气。气在腹部一起一伏地动作，这就是把两种呼吸凝聚为一，就是阴阳返太极。如此真机才能发动，才会结丹。胎息调节得好，全靠虚灵元神。哪个是元神？静极一动是，第一眼是，那当下一刻的觉照是。比如第一眼看一个人身上放光，再想仔细看光没了。看到光的第一眼是元神，再看是后天意识，第一念、第一眼才是真理。守住这个第一的觉心、照心，它才是元神，它与元精合一才能结丹。只这一灵觉照才是万年不坏之身，其他都是幻象。此一觉犹如电光石火，当前则是，转眼即非，差之毫厘，谬之千里。平时审得清，临机方把得住。

12 元神无存生机遂绝

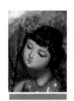

第十二章　检欲

　　五色令人目盲，五音令人耳聋，五味令人口爽，驰骋田猎令人心发狂，难得之货令人行妨。是以圣人为腹不为目，故去彼取此。

　　这一章教人触物不著，一心内听、收神、收身、收心、收意。目为五色迷惑，纵性怡情，目注实际上是神注，消耗神的能量，带来气阻，因而目盲。眼睛向外看，眼睛是肝之门户，肝气是眼睛内在能量支持。耳朵是肾的门户，听多了伤肾。口是脾的门户，吃多了伤脾。人的五根与五脏是互为表里的一对阴阳，外为阴内为阳，五根是散阳气的，所以是阴根，向外耗散五脏之炁，向内则收敛五脏之阳，五脏之阳来自先天元气，五根实际上是漏先天元阳的窗口。把这些窗户严密地关上，凝神于虚无一气，使五气朝元。

　　妨是害的意思，奇异的好东西，容易令人受到诱惑而心不静。五行在内聚合，里面的滋味只有自己知道，得到先天一炁，只知有内不知有外，即使目于外、耳于外、口于外、心于外，也是视而不见、听而不闻、食而不理会其味，内心依然是无声无息。到这个地步，色岂能著我目，声岂能听我耳，味岂能嗜我口，驰骋田猎，岂能乱我心？珍奇异宝，难得之货，岂能动我念？

　　一心内守，外判阴阳,静体无极，返混元于我腹之中，出其身于太虚之上，

内在小孩解道德经

12 元神无存生机遂绝

静中生之、育之，养我之清气，助我之灵根，守我之神明，出我之真身，以我合天，以我合全，以我之道而同太空，是为腹不为目。取真一之性，生其命，就是天上仙子。不过是"断外接内"四字，以归于空，从空中返有，日月合明，而成其道。道之成在于"耳目心"三字，三者聚而成道，散而成鬼。一定要谨慎这三个阴根。普通人因终生从此流逝先天元气而丧，修道的人守此而生，聚此而成。去掉向外的耗散，专心向内的凝聚，叫去彼取此。

为腹是胎息积累真气，不为目是垂帘内观。将目光收敛就可以扭转乾坤。垂帘塞兑，将一点灵光收入虚无窟，无出无入，无思无虑，久之金光养足，自可化为阳神为我身主宰。绝大多数人不明白生命的真相，在外奔中耗散元阳，岂知元神无存，生机遂绝。为什么大多数人都是平庸的、没有创造力的，因为神总是向外，总是内亏，那一点原始能量够支撑自己身心运转的消耗就不错了，哪里还能多出很多的能量，化为有形的创新成就？为腹不为目，向内不向外，是告诉我们真一之炁是如何耗散的，如何才能守住。不然好不容易有了，但又无知地丢了。

声色货利，百般美好，虽有利于人身，但有害于人命。身并不是命，元精的储备才是命。元精耗完了，命就没了，身也就死了。老子说的去彼取此，就是要远离那些消耗元精的东西，亲近那些增长元精的东西，这才是真正的养生。当代的养生热，到庙里去花数万元辟谷、闭关，这本身就是向外的一种行为，投奔那难得之货的向外之乱心。闭上眼睛、堵起耳朵，还要给别人很多钱才能做到，愚蠢得一点智慧也没有。

五根向内的好处，可以得真水、真火，得牛郎织女。他们一结婚，得长生不老金丹，你就可以长生。真水真火并不是单一的心肾作用，而是五脏功能都参与的结果。张紫阳在《金丹四百字》中说："以东魂之木、西魄之金、南神之火、北精之水、中意之土，是为攒簇五行；以含眼光、凝耳韵、调鼻息、缄舌气，是为和合四象；以眼不视而魂在肝，耳不闻而精在肾，舌不声而神在心，鼻不香而魄在肺，四肢不动而意在脾，故名曰五气朝元；以精化为气，以气化为神，以神化为虚，故名曰三花聚顶；以魂在肝而不从眼漏，魄在肺而不从鼻漏，神在心而不从口漏，精在肾而不从耳漏，意在脾而不从四肢、孔窍漏，故曰无漏。"这一炁也是大家协作的，肾生脾，脾生肝，肝生肺，肺生心，心生小肠，小肠生大肠，大肠生胆，胆生胃，胃生膀胱。是此阴以精血造化成形，其阳止在起首始生之处，一点元阳，乃在二肾。且肾水也，水中有火，升之为气，因气上升，以朝于心。心，阳也，以阳合阳，太极生阴，乃积气生液，液由心降，因液下降，以还于肾。肝本心之母、肾之子，传导其肾气以至于心；肺本心之妻、肾之母，传导其心液以至于肾。气液升降，如天地之阴阳；肝肺传导，若日月之往复。五行各一数也，论其交合生成，乃元阳一气为本，气中生液，液中生气。肾为气之根，心为液之源。灵根坚固，恍恍惚惚，气中自生真水；心源清洁，杳杳冥冥，液中自有真火，真水真火合一就是金丹。

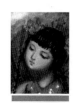

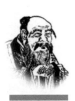

13　重视先天之身方能无患

第十三章　厌耻

　　宠辱若惊，贵大患若身。何为宠辱若惊？宠为下，得之若惊，失之若惊，是谓宠辱若惊。何谓贵大患若身？吾所以有大患者，为吾有身，及吾无身，吾有何患？故贵以身为天下，若可寄天下。爱以身为天下，若可托天下。

　　这一章教人得失如一，重真身，轻假身。受了表扬以为宠，受了委屈以为辱，老子说的不是这外在的宠辱，而是内在的宠辱。内在的宠是无为，得灵，元神当家为宠，有为、失灵，识神专权，元神被锁入深宫，使整个生命远离自然，被扭曲为辱。比如你的心跳，本来是自然在跳，现在识神在计划指挥，一分钟跳六十多下怎么行，要两百下，这当然是生命的大辱。对于内守先天一炁的人来说，如果遇到一个假道，那自然而得的宝贝，他让你有为地做这做那，这是对你的侮辱。你谨慎地对待，紧紧地守在无为上，不要轻易被有为拉出来，这是内守者的惊。不是惊恐，而是万分谨慎的态度。存真内照，见我本来，是我宠；惟恐毫厘之差，常存若惊，灵性倘有一念之差，是我辱也。一念不动是惊，一物不动是惊，空中显相是惊，光中霹雳是惊，虚灵不昧是惊。惊难尽述，如此若惊，有宠而无辱。

　　贵大患若身，有身就有患，无患亦无身。入静后，患杂念生而崩鼎；患真气不生，真气是真水，火炎无水，水火未济，在中宫牛郎织女擦不出火花，来不了电，如何结婚？虚灵可以用无，但是真阳不生，气接不上去。对大道之原理不清楚，忧患很多，但所有的忧患都来自这个肉身，都是来自人们重视这个后天的身。如果人们能轻视这个肉身，重视先天之身，忧患从哪里来？有为患生，无为患绝，贵大患若身，看重肉身就像看重大患一样。看重肉身是因为怕死，谁知死期更速；命（肉身）中不得性（元神），性里常生命，重性轻命，方得无患。

何为宠辱若惊？宠为下，得之若惊，失之若惊，是谓宠辱若惊。受宠不是什么好事，因为得宠失宠都令人不安，或者惊喜不安，或者惊恐不安，所以宠是卑下的东西。对于修道的人来说，无海枯竭，先天不生是辱；后天作而补先天，是宠，得真灵若惊，失真灵若惊，叫宠辱若惊。

何谓贵大患若身？吾所以有大患者，为吾有身，及吾无身，吾有何患？我的大患来自这个肉身，如果我只有先天之身，而无后天之身，何患之有？普通人肉身没有了，一切就都没了。得道的人阳神出窍，这个肉身不在了法身却轻举升云，一念千里，刀兵水火都拿它没办法。小说《西游记》里孙悟空的形象，描述的就是得道人法身的本事，一个筋斗十万八千里，火眼金睛，什么妖魔也逃不过他的眼睛。但孙悟空本事再大，也逃不出如来佛的手掌，这个如来佛就是我们说的道、无。无身，独立于肉身的真神之身，也叫法身、光蕴身，是光炁之身，其聚则有，其散则无，物莫能伤。正如《心印经》所言："神能入石，神能飞形。入水不溺，入火不焚。"

如果以衣服饮食富贵荣华为养身之要，则是重凡身，而先天真身未有不因之而损。先天真身既损，后天凡身亦断难久存焉。这就是凡夫之所以爱其身而竟丧其身的原因。惟至人知一切事物皆属幻化之端，有生灭相，不可认以为真，惟我先天元气才是我生生之本，可以一世也可以百世，可以千万年。若无此个真身，则凡身从何而有？此为人身内之身，存之则生，失之则死，散之为物，凝之为仙，一刻也不能离。

故贵以身为天下，若可寄天下。爱以身为天下，若可托天下。贵以先天之身为天下者，则可以寄其身，而塞于天下，爱吾先天之身为天下者，乃可托虚灵之身于天下。是存道身，外凡身，宠先天之身，才是无辱于身，无患于身，方是清静常存之道。

老子说人的肉身不过是个工具，人的真身元神才是长生的主角，它来自道体，具有虚空而包容一切能量的特性。我们的肉身能尽量地静、空、虚，这个真身才会在体内被松绑。道具有无限的能量。一灵元性在入胎时带入的道性能量受到人体这个小容器的限制，在人生的劳碌中很快就消耗殆尽。只有将其释放出肉体，重新获得充足的能量，将精气神结成丹的质量，人体这个肉身才会相对地长存。按《黄帝内经》的说法，每个起居有时、按自然规律生活的人，天寿都该在 120 岁以上。而最高级别的长生，就是老子、吕祖、张三丰这样的，将肉身完全气化掉。王重阳、张伯端也还没到这一步。

真身可以寄托于天下的人，他们的真我在天地间永存。老子、观音、吕祖等都是取得了这样的成就的人。吕祖活了三百多岁，从唐代到宋元时期还经常看到他现世的记载，到明清以后就几乎见不到了。而大量的吕祖扶鸾文献出现，说明这时他的肉身已经气化，只有一灵真性永存。现代人不相信神明的存在，当然不相信扶鸾，把扶鸾之作视为伪托。扶鸾是占卜的一种形式，借凡人之手，达神灵之言。吕祖说，卜巫者，需要诚心正意，无思无为，不以休咎分其心，而后能通休咎。孔子说，寂然不动，感而遂通。至精至神，此即赫赫明明，法身昭著也。没有进入身体的内在世界，体验虚空世界的真实，无法理解一灵真性的生存世界。

14 道的纲领就是真一之炁

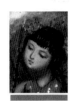

第十四章　赞玄

视之不见名曰夷，听之不闻名曰希，抟之不得名曰微。此三者，不可致诘，故混而为一。其上不皦，其下不昧。绳绳兮不可名，复归于无物。是为无状之状，无物之象，是为惚恍。迎之不见其首，随之不见其后，执古之道，以御今之有，能知古始，是谓道纪。

这一章老子再次描述道的形貌，让学道的人纲举目张，抓个核心的纲领在手，就像打仗，把钢刀插入敌人的心脏一样，从这个核心入手，简便易行。感谢老子的慈悲，给我们指引捷径。修道的要领是什么呢？就是虚无，道的纲领就是真一之炁。这一炁无形无相，看不见摸不着。夷，无色。希，无声。微，无形。视之不见叫无色，听之不闻叫无声，摸它摸不着叫无形。视者谁？目也，心通窍于目，目藏神，肾通窍于耳，耳藏精。若目有所见，耳有所闻，都是后天有形、有色、有声之精气神，只可以成形，不可以成道。视无所见，先天木性；听无所闻，先天金情；视而不见、听而不闻，先天元神、先天元精才会产出，牛郎织女才会露面。视无所见，是内视，看到什么只有元神的一觉，不受后天意识的干扰、支配、思索等，似看非看，用空用虚，包含一切，任其无中生有，只顺遂无为自然，以觉照之心对待。道的形象超出了人类的听觉、视觉、触觉的经验，把这三个的方向反过来向内，见于内、闻于内、得于内，再把它们混合为一，混三元为一元，就是真元一气，天然主宰。凝神一处，得一者万事毕。因为合一能看见元精，能听到元气的动静，能得到元神的指挥。这三个东西分开说的话说不清说不尽，合一才行，叫此三者，不可致诘，故混而为一。

其上不皦，其下不昧。皦，光明。昧，昏暗。往上看不知道它有多高，往下看不知道它有多深。难闻难见难得之道，上达于天，下达于地，中合于人。要体此理，究其奥，通其玄，会其无中之有，三家合混一之体，如痴中知痴，醉中知醉，才能见才能闻才能得。绳绳，绵绵不绝，专心精至，不落顽空，才有真象出现，这个象是无状之状，无象之像。聚则成形，散则成气，哪里是实状，哪里有实像？本真一出，聚则成形，散则成气，不是固定的物质，是个虚像的信息能量团，道家叫她神丹，不是实体。不过恍恍惚惚，偶然得到。

果然恍惚，真阳必生，迎其机而导之，不见它从何而起，随其炁而引之，也不见它从何而终，叫迎之不见其首，随之不见其后。玄不知其玄，道不知何道，强名不见不闻不事，所以说夷、希、微。执古之道，以御今之有，这个古道就是原始真一之炁，得了的人，此炁调摄四肢百骸，认得毛发晶莹，肌肤细腻，是这句话的第一层含义。古之道者，以身合天，以德合天，以心合天，三者既合，是为真道；今天的人只是口头道，嘴皮子道，即使修道的人，也还是停留在有为的后天意识上做这做那地修道，不过劳心劳意苦其形，说的是执古之道以御今之有的第二层含义。只有真像古人一样体元始之初，以无为修身，这样的人才能见、闻、得道。这是谓修道的纲纪，能时时如是，刻刻体此，方能如天之清，如日之升，如月之恒，如松柏之茂，如南山之寿。道在不动，道在不行，道在不言，道在不目，道在不耳，道在不心，道在不意，道在不息，道在不知。知内寻知，息内寻息，意内寻意，心内寻心，耳内寻耳，目内寻目，言内寻言，行内寻行，动内寻动。如此，道冲一定会发生在你身上。阳神冲出天门，当性纯功熟，心物一元，炼神还虚，阳神就会冲出体外采集优质的信息能量。

　　学道之人明白这个道体，了解大道的希夷微妙，总要在阳生之前恍惚等待，阳生之际以恍惚迎之，归炉入鼎，以恍惚养之，无时无刻不这样，大道得矣。即使到了阳神出窍，通玄达微，还是要知若无知。

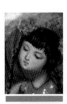

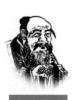

15 真阳生起浑身酥软如绵

第十五章　显德

古之善为道者，微妙玄通，深不可识。夫唯不可识，故强为之容：豫兮，若冬涉川；犹兮，若畏四邻；俨兮，其若客；涣兮，若冰之将释；敦兮，其若朴；旷兮，其若谷；浑兮，其若浊。孰能浊以止？静之徐清。孰能安以久？动之徐生。保此道者不欲盈，夫唯不盈，故能敝不新成。

上一章谈道体，这一章谈体道之人。道是什么？真一之炁，中庸之德。体道之人应具备的八种品格：豫、犹、俨、涣、敦、旷、浑、不盈。豫则谨，犹则慎，俨则敬，涣则温，敦则厚，朴则诚，旷则达，浑则和，谨慎、严敬、温润、敦厚、诚朴、旷达、浑和，这样的人在尘中修道，不显山露水，在尘中积德，不求名闻利养，所修是真道，所积是玄德。

古代修道的人朴实不做作，现代人穿道袍、穿袈裟、盖宏伟的庙宇，庄严的外相做得很足。古代修道的人小心谨慎，微妙玄通，深不可识。微，道之幽深，不可识；妙，道之精粹，不可识；玄，道之难穷，不可识；通，道之广博，无所不通，不可识。能探微、究妙、悟玄、通三界，内外看得一清二楚，叫微妙玄通。内观了解内外的一切，叫通达。对外达天下，对内达全神之灵，使他暗里珠明，光透百骸，形神俱妙，与道合真，故无可识，故不识。

古代修道的人什么样呢？豫兮，若冬涉川。豫，小心谨慎，像走在冰河上一样，时时刻刻不离先天虚无的无为，怕漏气走丹，怕稍微放松对无为的坚持，阳气就会不生。犹兮，若畏四邻。犹，一种动物，性警觉。这里形容修道者不敢轻举妄动，怕惊动四邻。那澄静本来，犹恐有外魔来攻，如有邻舍窃取，存敬畏以防之。俨兮，其若客。俨，恭敬。像宴请尊贵的客人，不敢有一点放肆，才会静到澄清的地步。涣兮，若冰之将释。涣，释然。入静大定时，如履春冰一般，防其惊异，恐走失灵根，发生不测。魂魄被惊散了，人就麻烦了。保身之要也。此时一定要有人护持不被打扰，人命关天。敦兮，其若朴。敦，敦厚。不尚雕凿，素其玄风，不可玩神通，存澄静为用，体元始之理，行元始之事，以神归元始，以气合元始，以身化元始，以心意混元始，皆成一炁之朴。旷兮，其若谷。旷，虚怀若谷。广旷虚中，若太虚之体，为一大窍，任其乌兔东西，炁合自然，存灵守真，中中乃得，是我举动之灵，归于空谷。浑兮，其若浊。浑，浑厚本色。浑兮若浊，本来混一，虚后天之心灵才显，灵与炁合，复浑，又从此浑中求明，到此明处，人以为浊，惟我独清，任以马牛呼之，只自固真一，返其当来，以脱尸骸，方能解脱。人像死了一样固守，才能阳神出窍，获得解脱，不使鬼神专权，惟我自主，始见真神。表面上看着像死了好几天的人，但内在非常的清明，内清而外若浊。有的疯道人，扮装成乞丐混迹于闹市，那是为了遮凡尘俗目而已。

孰能浊以止？静之徐清。谁能像古代修道者，浊内求清，清中更澄？孰能安以久？动之徐生。谁能像古代修道的人，安身心，久久如一，体本末终始，先后不改如初，时时除行，不去贪求。后之学者，逐一遵行，得定、静、虚、得之妙，才算近道。

保此道者不欲盈，夫唯不盈，故能敝不新成。能像前面说的古代修道者那样，才能保有道。保此道，守中无盈，不盈难溢。盈是生的克星，不盈就会生生不息。敝不新成，去旧更新。去其形，去其心，去其意，小心渐进，无妄无退。如此修道，必然成功。

心静则清明在躬，如止水澄波，可以察天地之精微，鉴万物之玄妙。道微妙玄通，入定内细细觉察，方得通达。入定，人的意识心如浊水被渐渐澄清，五根向内，凝神一处，五根合成一大灵根。五根通，耳朵可以看字，看到一个人的照片，即便其远在美国，也可以给其诊病；看到一个名字可以知道他未来几十年的事情。这一点不奇怪，人人都是道体，个个具备神仙的功能，只要虚心入道。这一灵根她带着多少世纪的信息进入人体，过去、未来对她没有时空限制，只要一念就来到，一念就可以做成功。吕祖说她是当来，当下那一觉，一醒既是，转眼就非。

这一灵真性见到真精就扭结成一处，结成光珠，金光在体内闪耀，光透百骸，形神俱妙，玄妙得用语言很难形容。在杳明中静候元精的出现时，稍有不慎，元精就散掉了。静极生动，无中生有，保持虚心寂照，稍一放松，真阳就不能生。因为妙明真心现前，必须绝对地安全无人打扰，防止受惊。就像待最尊贵的客人，时刻恭敬。这是在体元始之理，行元始之事，神、炁、心、身皆返回初始，一炁之朴，是说一还没有分成阴阳二的本来状态，一旦动了分别意识，一炁就扑散开来。保持一，如如不动。人心如空谷，合太虚之大窍，大灵之虚体虚窍。

浑兮若浊，凡人之浊是真浊，圣人之浊，浑若浊，至浊而至清。澄而静心，静久而清光现。安于本性，养之久久而生之徐徐，采以为药，炼以为丹，静以凝神，动以生气，即守中，即阳生活子时也。由此一升一降，收归炉内，渐采渐炼，渐炼渐凝，无非一心不二，万缘皆空，保守此阳而已。有而不有，虚而愈虚，有至虚之心，无持盈之念，是以能返真一之气，得真常之道。真阳生起，浑身酥软如绵，如春情荡漾。但是火候必须及时调整，功成立刻身退，不要什么好上加好，那就火大烧焦了。男人无念自然勃起叫活子时，表示体内一阳初生。如果加了意念，转化成性欲，元精离宫而出，化成凡精，就叫浊精，不可当药。阴阳丹法，对境无心，元精清纯，色空不二。一般人休要问鼎阴阳，那不过是性欲的发泄。只有处静用虚，心清德明，欲定性平，才能处尘而脱俗。

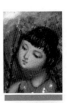

15 真阳生起浑身酥软如绵

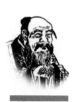

16 人的根在天上

第十六章　归根

致虚极，守静笃，万物并作，吾以观其复。夫物芸芸，各归其根，归根曰静，静曰复命，复命曰常，知常曰明，不知常，妄作凶，知常容，容乃公，公乃全，全乃天，天乃道，道乃久，殁身不殆。

这一章讲道之根，也是人之根。知根就会知道一切，不知根，在枝叶上忙乎，一辈子成不了道。知道根的人，辛苦二三载，快乐千万年。整部《道德经》，一直在强调先天一炁，就是在不断强化根的意识。此章是逐径之妙，一层深一层，一节玄一节，要人层层通透，节节光明。

致虚极，虚从何来？从空里来。极，彻底清为极。身心放下为致，身心窈忘，为致虚极。什么是静？内心一丝不挂为静。笃，纯粹精一为笃，专一不离为守。万物指虚中实、无中生出的有。皆归于一，为并作。把无中生出的先天一炁的初始和后来的动态放在一起。灵中一点是吾，用元神来观，观其复，内照本来，以，得其神而返当来叫以。因为当下即是，转瞬即非，好像一下就回去了，所以说复。一阳初动处，万物始生时，玄关开那一刹那，先天一炁初现，很微弱、很迅速，如闪电，是顷刻间的事，所以说观其复。

什么是物芸芸？先天一炁的形成，是五脏之气的五气合一。五气朝宗，暖烘烘蒸就一点神光。各归其根，先天一炁是从静中生出的动，静是根，归根就是动再归静，有中复无，实内从虚。什么是静曰复命？静，太和之气，复命，返其元始。太和一炁生万物、生人，重新回到太和一炁，就是回到生命诞生之初。当事物已经有形有象，比如树木的枝枝叶叶，虽然灿烂夺目，但是不能成为再造之根；当事物没出现之前，虚无缥缈，也不是诞生之根；只有在那将生未生，在那一动一静之间，才是诞生之根，是天地之根，也是人之根。修道之人明白这个根，返还这个根，才会获得源源不断、生生不已的生命源泉。

花开花谢，一生一杀，只有从这个阴阳二，才能返回初始的一，这是很平常的道理。懂得这个道理，就是明大道的人，明此理，通此妙，参此玄，得此道。不知常就是不明白这个道理。什么是凶？不知静，不知静里求玄，用有为的方法下手就是凶。旁门左道，不知大道根源，从有为入手，什么取童男幼女为丹，取女孩第一次月经为丹，走入邪道，必然损命殒命，是妄作凶。

知常曰容，指知常静之妙，知静里常动之微。静中动，无所不通，无物不容，言其博也，厚也，高也，明也，悠也，久也，微也，妙也。公，指无人无我，无声无嗅，普照万方，惟澄而已。全指统领于虚，归于密室，湛寂无为。天，得天地之和，体清虚之妙，得无极之真。道，静如清虚，玄之又玄。道本无名，借道言真，返之混沌之初，无言可言，无道可道，才是道。久，指无言无道。什么是殁身不殆？阳神出窍，肉身死了，但是神没有亡，气没有消失，叫殁身不殆。

人的根在哪里？在天上，头顶就是人体小宇宙之天，这根又是和大宇宙之天相通的。双眼、双耳、双鼻孔，是完美的坤卦，坤为地，为扎根之所。一张嘴、一个尿道口、一个肛门，构成一个乾卦，乾卦为阳气，乾卦在下表示阳气上升，坤卦在上表示阴气下降，构成地天泰卦，这是人体生生不息阴阳旋转的奥秘。如果反过来，就是否卦，人体上下不通，阴阳不交，就会疾病缠身。生机就是阴阳，人体头在上，内在是坤；腹部在下，内在是乾。万物负阴抱阳，处处是阴阳，处处有生机。清东陵，阴宅为阴，放在东方，因为东为阳，西为阴，如果陵墓放在西边就是重阴，就没有生机，就凶。

人的根确实在天上。父母未生我身之前，一股太和清气悬于天空。父母交合时的一团真气感召空中的太和一炁，内外交感而为人之灵。这个人体感觉的国王，她最初的来到和诞生，就是人的根。修道的起步就是归根、归静。静是天地之灵。起步的方法就是明玄关一窍，进入人天一体的通道，会见自己的灵。她会带你体验道妙，只有她才能观到归根复命的内景。

致虚极，守静笃，万物并作，吾以观其复。夫物芸芸，各归其根。这说的就是还丹。丹就是人体的精气神通过内炼结成的灵胎。身心杳明，心中一念不生，修得内心一丝不挂，进入虚无但其中包含一切的境界，将这无中的多打成一个捆，做整体的观，类似于你闭上眼睛，不落在屋子里的某个东西上，但整个屋子的东西你全都知道。

虚无中生出真阳之有，并且元神照住，长久地停留在中脉上的黄庭，叫归根。人的灵根在中土扎了根。归根曰静，是有中复无，实内从虚。虽然结了丹，但丹是个虚体，是虚中之有，实在得过了就不是她了，所以还要以空谷之虚神守候。静中之动才会无所不通，无物不容，一气归根，六门互用，耳可视，目可闻。复命曰常，知常曰明。这个"明"乃日与月合，阴阳相合而生光明，丹功中正是此"明"理。这个"明"指性光与命光。性光在头，命光在腹。性光如月，命光如日。人静坐中，会感到眉间有光，会看到腹中有光。当性光命光合一之时，人体的光会更强大，有身光、神光、丹光。身光比较小，神光比较大，丹光则更强。

老子说的公、天、道、久，一切都仿佛消失了，只剩那一片深度的静定，清虚湛寂。因此你突破太极玄线，突破三维空间，跨越历史的长河，洞晓天地万物的变化，进入玄之有玄的众妙之门。

17 性能量的神圣功能

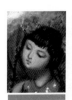

第十七章 淳风

> 太上，不知下之有之，其次，亲而誉之，其次，畏之，其次，侮之。信不足焉，有不信焉。悠兮，其贵言。功成事遂，百姓皆谓"我自然"。

上等之人，抱上等之质，澄静后返之于淳，合元始之初，叫太上。太上也是得到先天一炁的起始的意思。一炁之凝聚，是诸气归宗、五气朝元的结果。入静虚极什么都忘了才会凝成一气，叫不知；凝结于内，叫有之。当真阳升起的时候，阴部有快感，叫下面的元精已经有了。元精升起是在无知无念的前提下产生的，所以说不知。整个太上法门都是自然而来，全不懂玄妙的景象在身体里出现了，经过名师验证才知道自己是怎么回事。其次，亲而誉之。亲，惟恐有失，关闭有可能泄漏的门户。当元精发动，真阳生起，酥软快乐，稍一动后天意识的性欲，元精就会转化成生殖之精，从外生殖器的管道泄漏。要赶紧锁住阳关，把元精从三岔路口堵住，平时锻炼，把那个可能泄漏的渠道炼成铁板桥。誉，刻刻提防的意思。怎么提防呢？含太和之炁以养之，真阳之炁不足，用太和一炁来温养，让真气逐渐充满。当真气过足，存极静以铸之。锻炼生殖器（铸剑）的要领，全在忘中得，静中采，采中忘，既要保持相当程度的兴奋，又要虚灵守无入静，这说的也是亲而誉之。

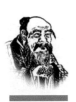

既然亲誉之，又为什么畏之？守静守无，怕入于顽空，其空一顽，鼎翻火散，其害不少。既存敬畏，又为什么侮之？守空了不行，稍微不空，有一点杂念，稍有不纯，丹药爆现，侮我之灵，神即分散，是侮也。敬谨固守，养其真静，纯粹精一，抱元合虚，不令其侮，此真趣味，信犹不足，焉有不信而有动的人呢？我以笃信真静，好像无言而守。因为无言，仿佛话都很金贵了，是指不用语言，跟着感觉变化。什么是功成事遂？铸剑功炼好了叫功成，结丹了叫事遂。光珠凝聚，是因为诸脉归宗，元神、元精合一，也叫金木交併，情性为一，俱合太和，是顺其自然而为做到的。百姓指肉身，这是利用肉身的自然取得的成就。

本章也是指四种修行的境界：最上一等的是无为自化；第二等的是修心、修身，心神合一；第三等的是以戒律为尊，有为强制；最差的一种是弃本求末，心与形分离。读了一些丹道的书籍，看到这样那样的操作，我发现自己的情况不是这样。半年以来，山根祖窍一直在一刻不停地扇乎着，没练，也不知鼻子怎么练，只是不管它，任其自然。半年来的变化，脸上的斑没有了，眼角的细纹不见了，乳房丰满了许多，快五十岁，好像青春又回来了。这也许就是真一之气的无为自化吧。上下玄关的开启，也不是练的，只是看书上说的，照着玩儿了一下就有的。我现在才明白，不知有之，是太上最上一等的功法。我把自己身体的状况告诉熊老师，他说师恩浩荡啊。他说的师指老子。另一位丹道名家听了我描述的身体状况，说老头子很偏向你呀。她说的老头子也是指老子。我自己糊里糊涂，只是六岁开始喜欢老子，到四十六岁开始画画，要画老子的道，迷恋老子的境界，感受大道的慈爱。人越来越静，越来越远离人群，身体越来越好，心越来越朴素，写东西、画画越来越简单明了，心境越来越空，对修炼上的东西知之甚少了。人说太上一脉真传，无为自化，我感到自己正身在其中。

18 慈悲心是开启自身宝库的钥匙

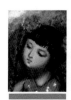

第十八章　俗薄

大道废，有仁义，智慧出，有大伪。六亲不和有孝慈，国家昏乱有忠臣。

这一章说的是功到方见妙。默默无言，静极无知，称为大道。废是什么？连这静极无知也不存在了。如果还有一个知觉在，还是阴阳二。要混沌得连静寂也忘了，进入无极，叫废。不废不为道。既然废了，一切都不知道了，怎么又有仁义？废到一切都不存在的境地，诸脉络循规蹈矩，一一朝元，不待勉强而来。不言即仁也，不为即义也。不言不为，合成一处，其中若有仁有义存焉。因为无为，道光德能的含量包容广大，恢弘无比。

智慧出，有大伪，指炼己混沌仁厚、单纯似愚，用诚恳、坚信到痴的态度去修行，才能得丹。如果有技巧，加上人为的成分，用后天意识心，勉强操纵，诸魔迭至，诸障肆生，无不作假，而大伪生。停止了后天意识，表面上看似愚痴，那里面才是人的慧性部分。慧性的光芒升起，诸魔不侵，诸障不出，出来的都是真东西，一点儿也假不了。即使炼到了愚痴的地步，不识不知，也还是假的。因为人身是假，人神是真，有这个身体在，还是有大伪。

六亲指六根：眼、耳、鼻、舌、心、意。不见、不听、不嗅、不味、死心、忘意，谓之不和。什么是孝慈？孝，顺也，慈，爱也。顺谁？顺自性本心。

爱谁，爱虚灵元神。顺遂本心，钟爱元神，为的是返天之根。天根既得，子孝母慈，和合骨肉，母抱其子，子伏其母，是谓有孝慈。母是天地大元气，子是人身小元气，孝慈是母子团聚，游子归故乡。

什么是国家？身心也。后天叫身心，先天叫性命。昏乱指心不定，打坐就昏沉；心不定，就着魔，一会儿神，一会儿鬼，还以为了不起，逐境而乱。那不过是心识上的垃圾在里面捣乱，还沾沾自喜，看到这个，看到那个了。不知道是自己修心的水平没上去，不能在一个清凉干净的世界，还以为通神了，变得神经兮兮。岂不知，那是后天意识心没断，先天真性没生起来导致的。身心定，虚中静，性命应，定静应，元神庆。什么是忠臣？忠臣指意安。如果身心进入混沌，后天意识消除，先天元神的大智慧出来运作，元神、元精交而纯粹，合而杳冥，复神于中，内合天形，是为忠臣。

进一步说，大道废，有仁义，指无生出有来，落入有形，就落入阴阳，落入生死的轮回。仁义指的是阴阳，即魂魄。一点灵光入胎，一分为二，魂居肝，属仁德能量，魄居肺，属义德能量。无言无为，人心完全静下来，诸脉络一一朝元，自然而聚。大道在的时候，太朴未雕，犹童贞之体，不假作为，自成道妙。若一丧其本来之天，则不得不借阴阳以返补之。

智慧出，有大伪。当人的心真能慈悲、静定，他的心灵已经是干干净净的了。足够的功德是支持人心静的真实能量。不修德、不修心，强迫用意识要自己入静的人，一入静就见魔见妖，因为那个生命深层潜意识或元意识区域，不修心的人有诸多的心灵扭曲，如毒蛇一样盘踞。做过伤害别人的事，自己无法欺骗自己，那里有巨大的魔洞等着。只有向善的心真正慈悲起来，从别人那里反馈回来的都是良性信息，你自己的世界才能安宁。以给与别人多少来论成功，那是真实的能量世界的需要，并不是虚伪的唱高调。原本的自身世界储备着高能量物质，入静就可以开发潜能，打开这个自身宝库。但是慈悲心是开启的钥匙，开启后你吸引信息的能量就百倍地增强。自身的心灵问题埋藏在深处没有解决，自身问题的投射吸引来的尽是负面的东西，那还不如不修，里里外外都会糟糕得一塌糊涂。道家讲性命双修，先修性，也就是先修心。心修好了才会真，才会自然达到。勉强用意识控制，魔境百出。意识是后天的，身体是后天的。在道家来看，后天是假，先天是真。元神、法身是真，肉身是假，为假身服务的所谓智慧就是大伪。六亲不和有孝慈，六根不静有入大定的办法对治；国家昏乱有忠臣，身心昏乱，用猛烹急炼的方法，让身心迅速清明起来。老子的《道德经》是修身大法，社会属性、哲理等方面的解释是次要的，主要说的是生命如何入道。

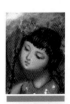

18 慈悲心是开启自身宝库的钥匙

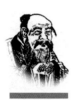

19 元精的感觉像性感电流

第十九章　还淳

　　绝圣弃智，民利百倍；绝仁弃义，民复慈孝；绝巧弃利，盗贼无有。此三者，以为文不足，故令有所属，见素抱朴，少私寡欲。

　　这一章要人做到上德不德，情欲尘心，一毫不染着。绝圣指内心什么念头都没有，抛弃所有的聪明技巧，忘神入太虚。忘忘于空，什么也不知道了叫弃智。什么是民利百倍？民指的是后天之身。当进入虚无之静，人体的浊气都会自然被先天元气净化，听其自然。入静对身体好处太大了，叫民利百倍。仁指的是什么？冥中更冥为仁。义指的是除意归仁。入无为，个人的小元气和天地的大元气融合到一起，其乐融融，知而不知，任其生化不已，好像孩子回到母亲怀抱，被慈母疼爱，慈爱感召孝情一样，叫民复孝慈。什么是绝巧？不人为地添枝加叶，做那聪明反被聪明误的蠢事。弃利指不生贪求，恐求盈反溢也。不求盈，无害生，叫盗贼无有。

　　此三者，指能做到刚才说的三条，虚灵元神就显现了。什么是以为文？不粉饰造作，自作聪明，而求盈。什么是不足，故令有所属？以中求中，谓之不足；以中求中，不盈不溢，常常冥忘，不待去求，自然有所归。素是没有文采，朴是不加粉饰，少私指不贪不求，寡欲为不盈不溢。总归要到无为自化的地步，合于无极之始，反归于空。也就是在有为当中尽量做到无为。

由于意识的污垢，使我们在上不能交感到天德一炁，在下腹部没有天德电流的化入。唯有关掉后天分别心，浑浑沌沌，将一切聪明睿智收入无为国里、清净乡中，不言是非，不言曲直，任天而动，率性以行，心性归于自然，后天之精气才会返还为先天之精气。人之先天之气禀于父母交媾之初，一点真火包裹而成胎，此真火与天德一炁同气相吸。当人进入虚、空、冥、灵后，精满水盈，得己土擒治，水自生发，为先天真气。元精也叫真虎，感觉上像是性感电流，它会自然而至，最初感觉到它是在生殖器上。吕祖说：外肾之间，神火降时，直至此处。金乃水之气，得阳而升。这股没有性意识、性活动，也没有任何意识的情况下来的电流，就是天德一炁与人体元精内外交感的结果。民指肉身，人天以一炁沟通，叫复归于性，叫餐德饮和。只有绝圣弃智（虚）、绝仁弃义（空）、绝巧弃利（无为），才能民复其性，民复孝慈。子为孝，人是天的孩子，天德是人之初的母炁，人身得到了天父地母的原始能量，叫民复孝慈，身体回归到了母体得到慈爱的能量乳汁。得此炁时，仿佛快感突袭，你不要津津乐道太美了，被性的感觉牵引出意识的纷扰。自然有神关注它，任其化生，让它自由自在地在体内遨游，这才是对天父地母的尽忠尽孝。

这个慈，也是一种大慈大悲的磁场。当我说到大道、天道时，常常眼泪刷地就涌出。有次在浙江大学高级总裁班讲课，碰到这个字眼就忍不住了。后来有人提问为什么，我回答，感受到了一种大慈悲的能量一下灌满全身。那也是心归于朴。朴是德一之炁未朴散，素是未染的布，心归于本元的朴素，就是含德之厚，就是赤子之心。见素则识定，抱朴则神全。也就是小的德一能量场——自己仿佛是一个接收器，大的天德能量一接收到，能量大得形成一种冲击力而不由自主地感动。

圣智、仁义、巧利都是表面的雕琢、纹饰，要抱太仆不凿之真。不足是守中，少私是不贪求，寡欲是不让它满了外溢。当快感电流又自然而至时，你不要动任何念头，只是冥中更冥，越往空冥的深处沉下去。它的感觉是什么，你只顺其自然，不要嫌感觉不强，用人为的办法，希望火大起来，也不要想着地天泰，把地（肾部）下的能量沿着督脉往头顶送，所谓的还精补脑。炁的运动会自然找到它的轨迹，它怎么走，你的真头脑元神自然会在第一时间觉察得到。炁为主我为宾，不加丝毫地干涉。上德不德就是念头一丝不染，此时天德的太和一炁才会完美地在你体内跳舞。稍一有杂念，天宝德一之炁就会被截断。

20 元神是身体的帝王

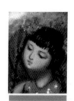

第二十章　异俗

　　绝学无忧，唯之与阿，相去几何？善之于恶，相去何若？人之所畏，不可不畏，荒兮，其未央哉。众人熙熙，如享太牢，如登春台，我独泊兮，其未兆，如婴儿之未孩，累累兮，若无所归。众人皆有余，而我独若遗，我愚人之心哉？沌沌兮，俗人昭昭，我独昏昏，俗人察察，我独闷闷。澹兮，若晦，漂兮，似无所止。众人皆有以，而我独顽且鄙，我独异于人，而贵食于母。

　　这一章详述最高一等的功法太上法门。道是一种无为自化，无思无虑，一切任其自然而得的真东西，是人们用头脑想象不出的造诣极高的绝学。居无守虚，只知有灵，不知有身。忧虑是人发出的，连人身都不知道了，哪里还会有忧虑，叫绝学无忧。

　　唯之与阿，赞成还是反对，唯唯诺诺还是大声呵斥，这之间的差距有多远？善与恶之间又相隔多远？因为有分别心，人们总是在二里兜圈子。就像不会滑冰的人，老重心偏移摔跟头，于是左拧右拧，在想着如何才能踩正冰刀刃。其实，你一不想一放松就踩正了。怀揣绝学的人，只是向内守一灵虚神，守纯阳之气，宁无忧之神。他们没有分别心，但是那个虚灵一切都知道。人们总想自己要知道什么，哪里清楚里面的虚灵元神有多大

057

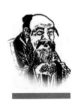

的智慧，人心和道心有着多大的天壤之别。不必做无用功了，把二捆作一，有无相通，呼吸相应，善恶不分，只守在虚无的一上，混混沌沌，什么都不知道，里面的慧性光明生出来，你自然可以千倍万倍地洞察一切。

人之所畏，不可不畏。人们也怕落在后天二的困局里，圣人也怕。身心的先天名字叫性命，修行的人怕性不生，命不灵，不能虚，不能静，虚静达不到极致，当然担忧。圣人虽然担忧，但是非常谨慎地守在一上，要虚就虚之极，要静也静之极，到了极还要到至。守一的内功做足了，里面这个关把严了，哪里还会担心后天的身心不返回先天的性命。一般人就是在外面的阴阳二上颠来倒去，不知重点在里面，傻傻地闭上眼睛什么也不知道，就进入先天了。

荒兮，其未央哉。荒是旷远，指纯一无念，一物不着，一丝不挂，无天无地，日月暗明，唯有混沌而已。未央，没有边际。恍惚未生一念，不知有冥，不识有空，如此境界，哪里是中央，哪里是未央？众人熙熙，指众人欢欢喜喜，得到点东西就把守一忘了。生欢喜就是生了分别心。好像过节一样要庆贺，心盈，志满，不知盈满而自害。我独泊兮，可是圣人得到了真东西，也不敢苟且，依然淡泊，越坚其志，越恒其心，只执于中，连中也不知，是为泊。

其未兆，如婴儿之未孩。从守一中开小差跑到二的事情还没有征兆前，圣人已经很谨慎地把可能出现的滑落防范住了，叫其未兆。知识不生，闻见不开，叫若婴儿之未孩。婴不知为婴也，有何归？累累兮，闲适状。若无所归，婴不知为婴，自然无处可归。只有如婴儿般的一团元气，浑然在抱，上下升降，运行不息。别人都在多出来东西，我却好像不断在扔东西。一境灭，一境入，杀一步，得一趣；忘一趣，知一妙；去一妙，自己只是守一叫若遗。人到玄玄处，秋毫不贪，飞灰不染，才是若遗。

愚人之心也，寂然不动之心。沌沌兮，俗人昭昭，我独昏昏，俗人察察，我独闷闷。沌沌兮，心不分别，返之混始，归之混沌。俗人好像什么都知道，我却一无所知。澹兮，若晦，漂兮，似无所止。其大好像包容宇宙，其妙像行云流水无所知。众人皆有以，而我独顽且鄙。众人皆有为，我独听凭身体内的五行自运，天地自交，阴阳自混，乾坤自一。鄙，精粹纯一。我独异于人，默默无为，异于人而合于天也，混沌合于我，我还归于混沌，叫异于人。混沌之内，惟知其中，母乃中也。昏默之中，采先天精华，涵养于内，叫求食于母。

那个无为自化的太上功法，不用练，自己不知道就糊里糊涂地得了，那是最高的一等。一般人从有为进入无为之道，也是没办法的办法，但是，这里面最关键的一点，一般人在每个细节上都容易动后天意识，而太上大法是死死守住一，任何时候都不分二心出来。说是死，其实是自然守一。有为的功法是在后天兜圈子，人心、分别心总是见缝插针地缠绕心头，而太上一门，完全混混沌沌地后天返回先天里，后天为情为子气，先天为性为母气，由情归性，如子恋母，叫贵求食于母。不雕琢、无染尘、一片混沌，什么景象都任其自然，我都不知道，这在练功的人很难。

令练功多年的老修行们羡慕的是，自然体验了太上法门的境界，自己真的一点也不懂，还在问人是怎么回事，让老修行们感到可望而不可即，那才是得了太上真传。越是实修不行的人，越爱谈玄，他们会说是隐态，有师傅传的，是最高级的传法。老子早就洞悉了人心，在这一章里细致入微地加以引导，使人心归道心。多年修炼还得不到先天真一之炁的人，把老子这一章悟透，就会取得突破。

无为自然的东西，不是练出来的，是自然有了以后，经典或师傅给验证而已。先天元神做主了以后，虽然没练功，虽然后天意识还不懂，但是身体已经被元神无声地后天返先天了。元神是开路先锋，元神是身体的帝王，见不到元神，练也没用，教也没用。先天自然来，后天永远是超级笨蛋。

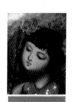

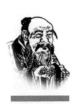

21 若能恍惚真阳必生

第二十一章　虚心

　　孔德之容，唯道是从，道之为物，唯恍唯惚，惚兮恍兮，其中有象，恍兮惚兮，其中有物。杳兮冥兮，其中有精，其精甚真，其中有信。自古及今，其名不去，以阅众甫，吾何以知众甫之状哉？以此。

　　此章和十四章呼应，描述玄关开启，先天一炁生出，从象、物、精、信来详细阐释那虚无一炁中的玄妙。无中生有，自知自觉，涵容养中，叫孔德之容。心不虚不能容，心不空不能量，虚空才能应物。天地万物都是从这里出生的，空与道两不相离，无空即无道，所以说唯道是从。道为何物？道是虚无生一炁，从道凝为物。人怎样从道中凝聚一种东西呢？初下手入静内观，恍惚之间，神机一动，似乎有象又似乎无象，那是微阳初动，闭目用神光下照腹部，火入水底，水中生金，杳杳冥冥，神气交坎离之精生。这时心意不动，周身酥软绵绵，四肢百骸的精气都朝向玄窍，其中有大的信息精微物质，浩浩如海潮，叫唯恍唯惚。惚兮恍兮，是上面山根祖窍前发出的星光般的性光，所以说其中有象；恍兮惚兮是腹部性光下照坎宫，真阳发动，有热的东西在动，所以说有物。要得真精，就必须了解其中的信号，下手不失时机。陆西星说，人欲净尽，天理常存，凡息自停，真息乃见。杳冥到什么也不知道的地步，里面是元神、元精打成一片之时，所以恍惚、杳冥是关键。是不是真的做到了这四个字，腹部有了融合气机是验证。

自古至今，道的名字不消失，宇宙万化的规律从今追忆到古，道德存在和作用一直没有隐去。甫，神也，我何以知道祭祀宇宙万灵真宰的礼仪，由此而已。目不观，目神入；耳不闻，耳神收；鼻不息，鼻神凝；口不言，诸神聚矣，叫众甫。诸神聚，其舍有主；诸神化，其气有父；诸神存，其名不去，叫众甫。六根关闭叫为众甫，才能杳冥，只有杳冥时，才能神化、气结、精凝，玄关开启，先天一炁凝聚，修道开始入门。

这时难在不生分别心，阳气一足，容易动性欲。淫念一出，元精就走失，从元精库被调动出来。丢元精不用男女交合，一个念头就漏出去了。元精一漏，元气跟着就撒了气。所以要严格不动念。真阳之炁起来，用上提的办法，不让它向下跑。它一向下，性欲更难控制。关掉六根，也是为了防漏固守。

恍惚杳冥，离中真阴是恍惚中之物，坎中真阳是杳冥中之精。清代《道乡集》中的诗云："禅榻坐卧一专心，闲是闲非抛一边，若到杳冥恍惚处，后天气接先天炁。"能做到杳冥恍惚这四个字，人就能感受到原始的物质、能量、信息，人天合一，获得万物的象、物、精、信全息信号。闭眼内观入静，身体中精微物质的动，其实就是宇宙能量运动的投射，是天体内的变化，折射到自己的身体里。所谓天人感应，人天一体，其实人天本来一体，但清醒的头脑阻隔了人天之间的通道。混混沌沌，让清醒的意识睡觉，人天的通道就恢复通行了。所以，恍惚杳冥是很高级的好东西，我们要经常关照它。

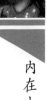

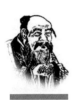

22 每个细胞都像个小元气泡泡

第二十二章　益谦

曲则全，枉则直，洼则盈，敝则新，少则得，多则惑，是以圣人抱一为天下式。不自见，故明；不自是，故彰；不自伐，故有功；不自矜，故长。夫唯不争，故天下莫能与之争，古之所谓曲则全者，岂虚言哉？诚全而归之。

这一章老子让人内心一念不生，一尘不染，自然就会不骄不躁。曲则全，曲，隐曲，其机甚微，其成则甚大。这个隐曲，说的就是玄关。当你真静下来，仿佛自己是个宇宙磁场的接收器，你所在空间的能量直接反应在身上，好像每个细胞都是个小元气泡泡，在随着外界微微地动，从一静进入的微微一动，很快就有不断出新的变化。这个很柔和的炁，有的时候某处突然大动一下让人直恍，炁积聚足了，如一根直柱子，从中部直冲百会。开天辟地，人物始生，尽从此一点发端，随时皆有动静可见。静里发端，不由感触，忽然而觉，觉即曲也。曲则全，比喻从月牙到圆月，讲人的气机从微到强。这个炁感的足与全，是微弱积累出来的，曲则全也是即曲即全的意思。圣人得此曲，兢兢致慎，回环抱伏，如鸡孵卵，如龙养珠，一心内守，久则浩浩如潮，逆而上行，一股清刚之炁挺然直上。这也是枉则直的意思。枉，弯曲，即枉即直。

洼则盈，敝则新，少则得，多则惑，是以圣人抱一为天下式。这里老子让人们不自满，自隐曲中洞悉本元。得此曲容易，守则难，像老母鸡孵蛋一样，把这个炁养大了难。难就难在没有的时候人们还能静，不动后天意识心，一有了以后，就非常容易动心思。如果能谦以自待，就不会急躁，不生邪见，不动凡火。敝，旧也。一曲指微都是我们的本来之物，温故而知新，所以是即敝即新。洼是小土塘，水多则盈，要人防溢之害。敝则新即要人去有为之弊。少指的是内心一丝不挂，越是没有人为的意识，这个炁才会越多。多指的是妄念妄心，有了意识心的杂质就会疑惑。把这四样东西清之、一之、虚之、极之，圣人交给我们的守一法就是如此。

不自见，故明；不自是，故彰；不自伐，故有功；不自矜，故长。彰，明。伐，自夸。矜，骄傲自负。没有后天意识的我认为，才不会遮盖元神灵明。那自然生出的德一之炁，越没有杂念，就会越强旺。默其功而听其自然，来往生化，未免强用他之功，气聚自生，气烘自化，气融自结，气纯自成，气化自泰，泰复自旋自转，微意一点，落于中宫，气后合混沌时，如太虚中一点金星，天水相映。道本平常，人天一理，为公共之物，早知道也没什么了不起，别人后知道也不比你差。自夸不仅为人所厌，其功也不真。不自矜，方处不争。到不争时，就知道只有虚，其他都是不对的。曲、枉、洼、敝、少、多，这六字总不过要人去有存无，去胜存朴，去贪存实，是以不争而归式之。

德一之炁是人体先天能量，岂能用后天意识去干涉、指挥？只管守一无为，随着它自然运化。在那先天能量自然运作的清净世界里，没有后天意识心什么事。它一起就坏事，它靠边站，那生机之元气就生生不息，积微成浩大，把人体受损、老化的细胞替换掉，一切都在无言中默默变化着。

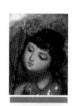

23 真阴真阳合一才能结丹

第二十三章　虚无

希言自然，故飘风不终朝，骤雨不终日，孰为此者？天地。天地尚不能久，而况于人乎？故从事于道者，道者同于道，德者同于德，失者同于失。同于道者，道亦乐得之；同于德者，德亦乐得之；同于失者，失亦乐得之。信不足焉，有不信焉。

这一章让人无为顺其自然。道无声无嗅，所以说"希言"，少说话，多修炼。道本无为无作所以说"自然"。不是常态的东西，不会持久，狂风暴雨，来得快去得快。希言者，言贵于无，好比风，倘若天心不静，飘风即起，不能恒耳。好比人练功，真阳刚刚升起，后天意识心就来了，意即外驰，这样怎能恒久，德一之炁很快就消失了。骤雨如人之功，水方来朝，心即他向，火不能降，虽朝无益，如骤雨不终日。一有后天意识，元神就退，那德一之炁是水，元神是火，水没了，火降不下来，水火不能既济，先天一炁不能产生。用有为的意识参与的怎能是先天的东西，一定是后天的。

天地尚不能久，而况于人乎？天地不守常也不能持久，何况是人。天地之常，要刮风要下雨，自然而来，自然而去，天地自己也不知道，所以天地才会长久。如果人用后天意识妄加采取，那是采后天的假药，天地的炁没有进来，自己的真阴真阳没有合一，人不能结丹，生命也不会永恒。

从事于道，修道，说的是静极之功，去有就无，从之静，从之无。道者同于道，修道的人与道吻合无间。同道是同天地，同太虚之体；德者同于德，同天地生化成物之机；失者同于失，同天地虚灵不昧，无言无动，而合天地之道。同于道者，同生化肃杀之权，如人有动有静，相生相克，与天地无丝毫差谬，乐自然之道，故得之。同于德者，同天地含弘广大，无不覆载，其有容也。若此，乐其自然之道，故得之。同其失，同天地虚灵不昧，风雨雷电，无意而生，无意而散，丝毫不染着，如此容静，包罗乾坤，听其自然，合天地，乐我自然希言之道，故得之。如此合天，信之犹为不足，焉有不信之理？太上教人，不过体天惜己而修，忘德忘失，无容心于物。

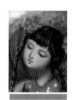

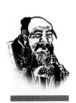

24 不归清洁灵物不起

第二十四章　苦恩

跂者不立，跨者不行，自见者不明，自是者不彰，自伐者无功，自矜者不长。其在道也，曰余食赘形。物或恶之，故有道者不处。

这一章讲有为不是道。跂，踮起脚尖，用脚尖站不久，比喻人有后天意识，并且心猿意马收不住，不能静。正其心，澄其意，毫无染着，才能得静。跨，一脚而立，走不了路。跨大步走，恨不得立刻成功，比喻人不想循序渐进。不渐修岂能成，那德一之炁是一点一滴积累的，人见自性本心也是一点一点开启的，如层层剥笋，哪里能一下子剥到核心？别人剥到了核心，听见了不代表自己也剥开了，自己的还要慢慢地剥，不断地剥，终有一天拨开云雾见本来。

自见、自是、自伐、自矜是修道者的通病。客观规律是什么就是什么，不要画蛇添足。自见是自有邪见，妄自为是，岂通透透内功之学？能通进去的是什么样子？似愚似痴，终日默默，不待勉强，自作聪明，不求明而自明也。自是，指自立偏见，终日妄参，大道当然不能彰显。常存不满足之心，不生速求之心。不自足，虚虚静静，不向外张扬，只重内中运行生化，才合老子本义。自伐，如满山苍槐古柏，樵人日采月采年采，渐渐采尽，山之秀气渐渐消散，久之为一枯山。如人终日目视耳听，口言鼻嗅，身劳神损，

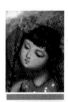

气耗精枯，终日不觉，久之和枯山的情况一样。再比如搞很多花样，不归清静大道门头，终日或守或放，耗水抑火，每日烧煎不觉，久之也和枯山一样。自夸、自以为是的人，刚得了点静的好处，微有觉意，便生自夸之心。矜心一存，道无渐进，今日如此，今年如此，永远如此。都是因为停滞、自满造成的，哪里还记得渐进的道理？渐进该怎样做？不加一点作料，保持自然本身，坚持、巩固，精一笃信，不求长久自然长久，自然与道合。

有上述四种毛病的人，对于道来说，就像多余的赘肉，妄加一念，就像吃得过饱一样，无功而有害。道如镜无尘，如水无波，若有一毫自见、自是、自伐、自矜之意都是障碍。心静真阳自生，有一点上述后天意识的我如何，真阳就不理睬。无一事搅我心头，居我灵府，久久涵养，一点灵光普照，恍若日月在天，无所不照。

物或恶之，物乃灵物也，因自见、自是、自伐、自矜，不从自然，不归清洁，灵物不起。念不动则炁不动，炁不动则神自灵。道是自然之玄，有道的人，不见、不是、不伐、不矜，叫故有道。清静自然，不待勉强中求，无速进之心，无矜夸之意，入于冥忘，常在虚无之境。自见、自是、自伐、自矜是有为之地，有道的人不在有为处。

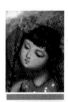

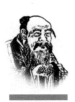
25 人都是道德的儿女

第二十五章　象元

　　有物浑成，先天地生。寂兮寥兮，独立而不改，周行而不殆，可以为天地母。吾不知其名，字之曰道，强为之名曰大。大曰逝，逝曰远，远曰返，故道大、天大、地大、人亦大。域中有四大，而人居其一焉。人法地，地法天，天法道，道法自然。

　　这一章概述道的形貌特性，将前几次的描述集中，概括为五个本体特征和四个运行规律。五个大特征是：1. 有物浑成，2. 先天地生，3. 寂寥，4. 独立周行，5. 为天地母。四个运行规律是大、逝、远、返。老子本章立意何在？先天一炁虽然只是一孔玄关之得，但是它却无限大。

　　混成物是何物？灵明随炁而结，空洞之中，混成有质，此质虚象无形，结而成丹，叫有物混成。先天地生，指先天的东西，寂静中生，虚灵中出，空洞中升，无杳中来，无有中见，虚实中成，叫先；采阴精、用后天意识、有为等为后。先天地指未有天地，而天地性存；此时，只有混沌太极，阴阳还混而为一，阴包阳，阳包阴，阴中生阳，阳中生阴，叫先阴先阳，取而用之，谓之先天地。寂寥是做什么用的？是生天地的。不寂，阴中阳不生；不寥，阳中阴不出。寂寥之中，天地生而合一，阴阳聚而交泰。物指先天一炁，在生命诞生前它已经存在了。天指人体上半部，地指人体下半部，心肾之

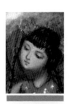

间的八寸四距离就是人体的天地。

道不借外物，独立自足，自它诞生的混沌到今天，不改变它的常度，独立之中一炁流行，开阖自如，循环不已。天旋地转，周流生化，没有停止。道流行不殆，天地可殆，道也不会殆。承载道的人体即使消失，道也不会消逝。"天下母"，母者，以气成道，道生天地，天地生万物，万物亦本于道，所以是母。可以为天下之母，是说无事不本于道。人体既是先天一炁之道所生，又是先天一炁所养，因此叫母炁。"吾不知其名，字之曰道"，老子也不知道它叫什么，它纯粹精一，至玄至妙，给它取个字叫道，取个名号叫大。道无所不包，无处不利，通流阴阳，叫它大。

无处不周流叫逝。天上地下，无所不流行叫远。天地万物，无不本于道而生、无不归于道而化叫返。生无不本于道、化无不归于道叫道大。天虽然大，天本于道；地虽然大，地本于天；王虽然大，王本于地。天、地、王，皆本于道，道所以大，但道本于自然。天覆万物所以大，地载万物所以大，王统治万物所以大，道包罗天地万物所以大。域中指什么？天地万物之主宰，道凝于中，为天之域中；道凝于地，为地之域中；道凝于万物，为万物之域中；人能体道，道凝于人，为人之域中。天、地、王、道叫四大；精、气、神、灵叫四大。四大皆空，而道处于中，叫王处一焉。什么是人法、天法、地法？道出于自然，人能自然，如地之静，所以常存，叫人法地；地得天之雨露下降，生化之机，地固因而常存，叫地法天；天禀清虚之气，凝虚于上，无为合道，叫天法道；道本于虚无，常含湛寂之体，听无为之生化，叫道法自然；自然之中，有物混成，感先天地而生，凝寂寥而化，随自然之机，混成之道，叫自然。

而这无所不包、浩荡弥纶的道，只是来自静中生的自然一微小之动。这一静之后的微动发生在你身上，你就进入了宇宙，宇宙流向了你，无限的奥秘展示给你。

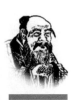

26 静心产先天清纯之炁

第二十六章 重德

重为轻根,静为躁君,是以君子终日行,不离辎重。虽有荣观,燕处超然。奈何万乘之主,而以身轻天下。轻则失根,躁则失君。

这一章讲渐进、动静相宜。重与轻,静与躁,指的是炁和神。元神本性发出的炁是敦厚的德一能量,后天意识的躁心发出的气是轻浮之气,两者差别巨大。所以,入手必须先把后天意识心降服,归于静,轻浮之气才会敦厚。"重为轻根",是从少而多,从静而动。虽然性命为重,世事为轻,先去世事之轻为根,以静为根本,根本既固,方能重性命。像人背东西,开始力气小先背轻的,从轻而渐重,才能承受。人不把世俗的事情淡化了,无法重性命。"静为躁君",君,心也,心属火,怎么能不躁而炼?静心发出的是先天清纯之炁,躁心发出的是污浊的后天之气,不把心改造好了,就无法练气。要改造心,必须远离那些俗事的纠缠,人才容易心平气和。

心为火,火降水生,水火既济,这个心一定是静的元神本心,这个火中就有真水。如果是后天意识心,虽然也是火降,但是里面没有真水。火中水才是真水,才是织女真阴。同样,肾水是热的,太阳沉入海底,这时的水中是有火的,叫水中火,才是牛郎真阳。也就是先天的心造就出来先天的炁，那是人体的真夫妻，他们才能结丹。"重为轻根"，先天炁清，后天气浊，但后天的浊气又是从先天清气中化出来的。先天的心是静，后天的心是躁，躁又是从静中来的，静以制之。一静，心纯一，虚火降，以虚静降服躁君，才是君子重性命。时常警惕，好像每天背着重东西一样不忘记静这个状态，终日坚心清静，行若负重者然。人能时时不忘，清静真一，虽有华美的宫殿也视而不见，超然物外，终日不离虚静之机。凭什么以道这个万乘之主、至贵至尊、可仙可佛之身而不自爱，反以世俗的荣乐为缘，这不是太小看轻视自己了吗？轻则失臣，臣是气，失臣即失气。以身轻天下，是重末轻本，妄想邪见，其国易于倾颓。国，身也；臣，气也。离于静则失臣，躁于心则失君。

重为轻根，重者，丹也；轻者，气也。气为丹之根。重者，性也；轻者，命也。性为命之本。筑末必先务本，叫重为轻根，静为躁君。静者，清而澄；躁者，妄而生。以澄止妄，以静治躁。清就是妄念息，常澄其心，静其意，清其神，如此后天心才会平息下去。"是以君子终日行，不离辎重"是什么意思？是以修真之士，守静一时不离，像背着沉重的行李，警惕不松劲儿，终日不离静澄，即使处在世俗的环境中，也以无为治之。去心轻身，从无为治国，清静治君。轻则失臣，君不能以清静化，国不能以无为治，温良恭俭之臣，见躁其君，乱其国。躁则失君，君不能以无为治国，驰骋田猎，好作为世欲之事，如此昏乱，安得不躁？失其静，而君亦失之，不静有为叫失，叫"躁则失君"。

炼丹所用小药、大药皆为先天元神主宰而生，这个万乘之主宰也是指的元神。火入水，神入气，水火交媾，等到火蒸水沸，水底生金，玄关开，真阳生，小药产。因气小叫小药。等药足了上升到头顶，再下降到腹部归炉烹炼，再等真阳火动，大药生，此时气大，有天应星、地应潮、六根震动之状，叫大药金丹。再以金丹运起河车，鼓动巽风，施用坤火，合离宫真精煅之，真气和真精化为圣胎。看到这里，读者就会明白，老子用八十一章强调用元神、用先天、用无、无为是为什么了。后面高端的人体

内在小孩解道德经

26 静心产先天清纯之炁

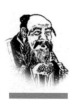

返本还元的圣功，不是无为先天元神，连门槛都进不去。尽管人体最终的成就结丹、养育圣婴、出体运炼、气化肉身、灵魂永生路还很长，但是以一颗什么样的心才能达到，每个关口会遇到什么问题，其实全是心如何守静不离。老子《道德经》八十一章都是心的提醒，他早料到我们会在哪里走偏出岔子，2500年前就写出了预防的教案。只要能做到老子说的任何时候一心守静，定能成大罗金仙。

27 神恋气而凝命依性而住

第二十七章　巧用

　　善，行无辙迹；善言，无瑕谪；善计，不用筹策；善闭，无关楗而不可开；善结，无绳约而不可解。是以圣人常善救人，故无弃人；常善救物，故无弃物。是谓袭明。故善人者，不善人之师；不善人者，善人之资。不贵其师，不爱其资，虽智大迷，是谓要妙。

　　这一章讲的是用元神，用先天。这个"善"不是后天意识的"善于"，而是指先天之本善。人之本性，父母未生之初，就有善性，一点灵光投胎的时候，未有化育，就有此善，即先天也。人的生命先天名字叫性命，在还没有肉体出生之前，先有性，是一种精微的无形物质，也可以叫善粒子。在投胎前在虚空中漂浮，到父母交媾的时候，同气相求，一个善粒子前来参与，作为人的灵魂，与父母造出的肉身结合，才有人的诞生。因此，这个善是在我们还没影儿的时候就存在了。在我们修道以后，这个先天的善粒子被焕发青春，后天意识一关，先天的善粒子就来了。它来了就要运行，行指发生归鼎，先天怂一来，只可意取，没有痕迹。若有辙迹，即是采取有为功夫。大道本于自然，叫"善，行无辙迹"。气机流行，河车自运，若有迹象属于搬运存想，不是自在河车。因此"善，行无辙迹"的断句应该是把逗号放在"善"后面。

"瑕谪"，瑕为美玉上的斑点。谪，因过失而被贬，代指过失。善若言，即有瑕生，即有诡诈。善不言，则瑕玷诡诈从何而起？不言叫善言，自然说它无瑕谪。这个先天的善性元神是不说话的，能说的只有后天识神。它自然而起，自然而行，不是意识心的东西。它是拈花微笑、心领神会。"善计，不用筹策"，筹策指古代计数的筹码。淳化百姓，何用刀兵。气和了，先天即生，何用子午卯酉着意筹策？能善用计者，就用不着筹策。周天之数，三百不过是比喻，并不是要这样去数数，否则就不是自然火候。"善闭，无关楗而不可开"，关楗，栓梢。不闭为善闭，何用闭谷道、通三关、开昆仑？从夹脊两关、脐下元海，哪个窍要闭，哪个窍要开？终日用心用意，搬弄来搬弄去，多可惜呀！善闭者，出自自然，而关窍自然通透，自然光明，执著于关楗者，关楗沉于渊海，就是不给你开；混沌入杳冥什么都忘了，虚无之关楗，周天为大窍，无有隔障，善闭而无关楗，不开而自开。元神默默，元气冥冥，返还于原始之初，以此结胎成圣。如果有闭就有开，不是内炼之道。

"善结，无绳约而不可解"，绳约，绳索。不结为善结，用意念采药，用后天意识心，不是养性命，是送性命；不是养长生药，是自炼毒丹而害生。终日耗后天之宝，耗竭气散，惧寒惧暖，惧风惧湿，面黄唇白，都是不善结的人。以此为戒，听其自然，神气凝结，不待用意，自然从规矩准绳中而结。善结无绳约说的是神恋气而凝，命依性而住，神气混合，返回太极以结丹，阳神之体。若有勉强撮合，不是自然凝聚，不可以复命归真。

圣人常善救人，故无弃人。人指身体，修道，让先天能量充满身体，不要被后天的尘嚣枷锁累坏了。圣人爱身，常修身而不弃身。常善救物，故无弃物。是谓袭明。物指灵，恐怕人们有为，常存救之心；以无为化之，出于自然，听其生育。袭明，内藏之智。袭，覆盖，内隐。天无容心生物，也无容心化行，人体天无容心修身，也无容心凝结，任凭自然生化，叫袭明。善人，不善人之师，指无为之人，不假造作，是有为之规模，有爱其资，虽有智人，体杳冥而若大迷，是谓得道要妙。

总之，要无容心于道，听其自然。

28 神火全凭神息

第二十八章　反朴

　　知其雄，守其雌，为天下溪。为天下溪，常德不离，复归于婴儿。知其白，守其黑，为天下式。为天下式，常德不忒，复归于无极。知其荣，守其辱，为天下谷。为天下谷，常德乃足，复归于朴。朴散则为器，圣人用之，则为官长，故大制不割。

　　这一章是要人守道，顺其自然。雄是阴中阳生，雌乃先天一气。知而不采叫知其雄；守而自来谓之守其雌。什么是为天下溪？天下指身；溪，淳也。分理阴阳，则天下柔和，天下淳，阴阳自然分理。一身无为，常德不离。德者道也，人本清虚，清虚阴升，清虚阳降，阴升阳降，其德乃长，真常不离，反与婴儿同体。婴儿者，气未定，五脏未全，皆虚空也。人能无五脏者，方能知其白守其黑，以婴儿为天下抱道之式。人能如婴儿，触物不著，见境无情，"为天下式"者，真常之德无差忒矣。道得淳化，反归于无极，而合太虚之无为，知其白，不若守黑，白易染，而黑无著，静到白时，如月返晦，到晦时，收敛之象也。

　　知其雄，守其雌。修道人知道阳不生于阳而生于阴，所以不守雄守雌。久之，微阳渐生，归根复命。玄关开了，真炁一刻不离，从此阴阳交媾，结成圣胎，于是逐日温养以养成婴儿。再将交媾之精养于坤宫锻炼，先天

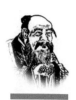

真精生，叫知白守黑。白，精也；黑，水也。此精未产时，坤体本虚，上与乾交，坤实为坎，叫水中生金。依赖坤母养成，所以称母气。守黑水生白精叫知其白守其黑。当真气足在体内周天运行，符合天的上午阳升、下午阳降的规律，叫"为天下式"。常德不忒，德一之炁自然一刻不停地在身体上做功，上升下降后，送回下丹田，化有象还无象，复归于无极之天，叫"复归于无极"。

知其荣，荣则有害，不如常守其辱，辱心一存，万事无不可作。"为天下谷"，谷者，虚其中。一身常能虚中，叫"为天下谷"。人在炼神还虚的时候，整日不说话，心中无一物叫天下谷。常德乃足，中能常白，其道常存。道存，而反归于朴，朴者，全完之器。朴散而成器，散者分其朴，而圣人用之，圣人能守中精一，则纯一而不杂，为天下管辖，统天下之民归于一国，聚万成一，淳化无为之国，分理阴阳，五行之造化，归于一统，则大制不割也。一身纯阳，分理阴阳，其炼而成体，岂能割乎？知雄守雌，以柔治刚之意也。太上教人，无为化淳，听生化之自然，不假勉强也。意冷于冰，心清似水，真空不空，妙有不有，复归于朴。德一之炁未散开叫朴，散开了成为一个有形的东西叫器。圣人崇尚朴不崇尚器，虚寂为一身之主宰万变的总持，好像俗话说的长官一样。就像电能，圣人只重视电能，至于是电灯、电视、电冰箱就不管了。"大制不割"，用大道治理天下，不用割裂、裁剪。

此章丹道化精、化炁、化神的要点，全在其中。起始的神入炁穴，黄元吉先生嘱咐了几个要点。当守丹田时，要用性光返照丹田，不然金水必然浑浊；凝神下丹田要一刻不离，否则水火散漫，先天真一之炁不易生；凝神炁穴还要结合调息，将呼吸之吸调到阴蹻穴中，神住息畅，扇风动火，使凡息停，真息现。神火全凭神息，否则水火不清。混沌杳冥，在不知不觉中，忽然有知有觉，即是太极开基，玄关现象。

内在小孩解道德经

28 神火全凭神息

29 身体就是天道

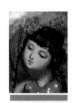

第二十九章　无为

将欲取天下而为之，吾见其不得已。天下神器，不可为也。为者败之，执者失之。是以圣人无为，故无败，无执，故无失。故物或行或随，或嘘或吹，或强或羸，或载或隳，是以圣人去甚、去奢、去泰。

这一章讲修身用有为的方法必败。"取"是治理的意思，"天下"指身，"为"指无为之道。想要修身的人必须用无为的方法，人若修身，必本于无为，天下万事万物若无作为不能成事，惟道不然，将欲修身，必本于清静自然之道。已，完成、达到的意思。如果用有为的方法一定不能达到，叫"吾见其不得已"。天下神器，是说身体本身是个神，是大自然的杰作，哪里用得着有为？以湛然常寂，听其自然生化，随机静动，所以不可为。我们的身体血液的流动，营养的输送，渴了喝、困了睡，一切都是自然的元神在完美地运作，人为的作为丝毫插不进手。

无为才能养先天性命，有为则损害先天原始能量。只要有一点意识，在此支配下做任何事情，先天的身体立刻受到紧张和改变自然的形状；如果很快放下，身体马上恢复自然秩序。人要没有后天意识的纠缠，先天的状态在体内自然地舒展，想修身的人，要了解身体就是天道，只能用无为的方法修行。因为我们落入后天，总是在用后天意识做一切事。但是，修身这个事，不用想什么、不用做什么就是修了。做多累多麻烦，不做容易简单。但是太多的人就是在这"容易"上摔跟头，不忙活了，在他们是多难呀。

所以老子告诫，忙活必然失败，必然丧失得更多。比如开玄关，要身体处在先天状态，元精、元气充沛，你静心，什么都不想，都不做，你自己的内场平静处于自己的先天状态，微阳的气机就开始发动，同时，自己又变成了一个与天同频的接收器，天德能量注入，将微弱的元精加大供给量，体内真阳大动。这个效果来自无为，越无得纯粹越有得大。如果你忙乎，在身体上这样那样的，就越是没有真东西出来。当然，最初有点人为的引导，但是人为也是顺自然而为，不是主观意识为先的辅助性作为。那个东西来了，你辅助性地跟随，而不是你指挥它要它来。

有为必败于性，有执著必失于命，不为不执著，才能性命常存。凡先天炁生，听其随行，内应于响，外应于吹，出入自由，不待勉强，不能嫌它太弱了，让它强一些。如果有一点人为的意识，就不是老子的太上最上乘法门。做不到无为，实现不了长生。

故物或行或随，或嘘或吹，或强或羸，或载或隳。物指先天真一之炁，或是运行或是随顺；嘘是轻吐气，吹是急吐气，炁感或强或弱。载，安稳；隳，毁坏。或载或隳指这个炁感或者有或者没有了。开始的时候，先天一炁刚出来，就随着它自然升降，上旋下绕，叫"或行或随"。好像拉风箱，一嘘一吹，炁再足了就左冲右冲，叫"或强或羸"。待其中千穴万窍忽然豁然贯通，方得根深蒂固，载植于中宫，好像那个炁感消失了，再次归于太极无极，叫"或载或隳"。所以圣人修身，必先去甚（极端）而无妄心，去奢（奢侈）而无繁华之心，去泰（过分）而无胜心。心既无而一身无不自然，合太上传道之本心，同太虚而归真空，无为真空，才能修好这个身。

30 身体从浊躯变为金躯

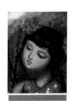
第三十章　俭武

以道佐人主者，不以兵强天下，其事好还。师之所处，荆棘生焉，大军之后，必有凶年。善者果而已，不敢以取强。果而勿矜，果而勿伐，果而勿骄，果而不得已，果而勿强。物壮则老，是谓不道，不道早已。

　　这一章讲要人无为修道，以有为之说警告。用先天一炁来治理这个身体，这是有为，但是有为中还要顺其自然而为。炁产生以后，人只是辅助性地引导，而不是炁没产即强迫它出，也不是炁产了以后就用猛力，才会有好的效果。以至于辅佐国君的人，不用武力逞强于天下。道很微妙，清静即是至道，以清静之道，治伏我心。我心治伏，炁自静中产出。不以兵强天下，兵者，杂气运行，如一国之主，乱行不道，不得已而用兵，用兵必有胜败，其国必亡。如人修身，必先治心，心驰不一，运行杂气。有人为的念头，炁就不纯，容易出问题。好像军队居住的地方，荆棘生焉，生灵涂炭。人的杂气在血肉之躯停在哪里，哪里就是病。"大军之后，必有凶年"，指真气在体内煅烧，阴气难留，昔日的疾病被驱赶出体，轻的从汗液排除，重的生疮而化，种种不一，身体从浊躯变为金躯，要经过大凶的灾难一样脱胎换骨的变化。

　　善者果而已，不敢以取强。好东西是往昔的善因结的善果，不敢用强行的办法夺取。在上者，施无为之化，在上的元神用无为；在下者，听其自然归伏，在下的元精，自然去与元神结合。心心清静，不待勉强，其气自生清静果。有了善果，不自持、自夸、自居、逞强才是真道。用强于道，就是不道，不道早已。

内丹采药的火候有老嫩之分，老了就不能用。当人还没有混沌叫无药；若已混沌，但神气未融合为一，神去阴跷采取，叫药嫩，不堪用。当混沌一觉，及时向阴跷提取，这时的药才行。一觉之后有第二念、第三念，一动之后心外驰，那时再采的药叫老，老了也不能用。勿矜、勿伐、勿骄叫人不要有后天意识心，有这些意识就不是元神。第一念是元神的反应，元神才会自然恋元精，用后天意识拥抱元精，先后天不配套，结不成丹。"勿强"，第二念后面的都是勉强，是人为的做功，多出那一点儿就老了，就不能用了，就不是先天真一之炁了。"不道早已"，也是指不是元神操纵，先天一炁就停止不产出了。

当人的身体向先天转化的时候，出现一些特异现象，比如不怕冷、不饥不渴、行走如飞等，一定不能骄傲。十月怀胎、三年哺育等都成功，也不能盛气凌人。这些意识叫凡火，一动凡火内药就有毁坏的危险，就像草木之坚强者无生气，不敌柔脆者有生机。不如去刚强之心，平平常常，安安稳稳。顺自然行事，不强自强。

31 得一理忘一理

第三十一章　偃武

夫兵者，不祥之器，物或恶之，故有道者不处。君子居则贵左，用兵则贵右。兵者不祥之器，非君子之器，不得已而用之，恬淡为上。胜而不美，而美之者，是乐杀人。夫乐杀人者，则不可得志于天下矣。吉事尚左，凶事尚右。偏将军居左，上将军居右，言以丧礼处之。杀人之众，以哀悲泣之。战胜，以丧礼处之。

这一章要人有为莫忘无为，否则，夹杂后天意识，得不到先天的真一之炁。人要迎接尊贵的客人，是不是要把房间清洁干净？至清至纯的先天一炁，如果不把身体里的污浊清理干净它是不会进门的。开始，要用武火猛烧，将宿世的疾病清除，用汗液排泄，或者用生疮等渠道化解浊气。还有最初入道，开玄关，都有一些人为的行动，但那是没办法，不得已而为。修道的人不要以为是有人为的因素参与，先天真一之炁就可以眼睛里揉沙子。即使有为也要做到有为中保持了无为，先天一炁才会出来，不然只是气功层面的气，不是真气。真气是养性命的好东西，夹杂了意念的气是丹毒，害人性命，也害人肉身。因此要细微地甄别，免得危险。

夫兵者，不祥之器，物或恶之，故有道者不处。兵指的是用后天意识，比如真气没有产出，没有能量支持，强行辟谷，身体内的运作处于坍塌的

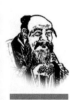

局面，就属于兵者不祥之器。强用意为强兵，用意没用，逼不出真气。小周天是真气足了以后，它自动找出路，因为督脉是阳升之途，真阳之炁自然寻它的熟路而上，上到顶无路可走自然沿任脉而下，下来炁还足又从督脉冲上去，回环形成惯性运动。而没有真气用意念的小周天，只是意识的凡火，躁火马上烧到口腔，以及体内其他地方，给身体带来不良后果。真气是水火合一的东西，人为的意念是火，没有水，在体内运行就是危害，故不祥。"物或恶之"，这个物指先天真一之炁。真气最讨厌后天意识，有意识它就死，没意识它就活。所以，入道的人一定要非常清楚后天意识的危害。

君子居则贵左，用兵则贵右。左是东右是西。左相当于早晨到中午，是太阳升起、阳气壮大的时候，是震卦到乾卦。右是阳降阴升的阶段，是兑卦到艮卦。君子居左，是有道的人守静，静后的动才是先天真气，居左就是落脚在阳必然升的地方。居右，那是阳降的地方，不得不用意识强迫。强迫采来的炁叫不祥之器，非修道之君子。这里强调的是静待炁动，不是炁还没动，意念先动，先用意念，强迫产炁。为了引导初学者的对开玄关的描述，那是不得已而开导，可不是让你用后天意识去人为地操作。能恬淡清静，自然之功，才叫虚无至道。

胜而不美，而美之者，是乐杀人。夫乐杀人者，则不可得志于天下矣。如果有一丝一毫的后天意识就不美，什么是美？入一境，杀一境，得一理，忘一理。"乐杀人"是乐于不断更新，随时活在当下，只用第一念，总是守在先天元神上的人。"则不可得志于天下矣"，天下指身体，得志指人为的计划、打算、要求。能守在元神上的人，不会要求命令身体做什么，而是静待身体自然达到什么。比如先天真气在身体上出现不出现，不去命令指挥，而是静候佳音。

吉事尚左，凶事尚右。左边是阳升的方位，所以是吉位；右边是阳降的方位，所以是凶位。偏将军居左，上将军居右，言以丧礼处之。人的意识停止，元神主宰，人处于静中而生出的内动，叫偏将军。居左而不凶，因为没有动用后天意识。人动了后天意识，在人的意识引导下，所谓的心理暗示下，也发生了炁动，但那是人为导引出来的动，叫动中之动，上将军就是指的这种情况。居其右而不吉，用意取也。很多气功师都是这种情况，教人们发功，当时人们也动起来了。但是气功师一走，人们就动不起来了。用意念引导出的动是外动的动功，先天真气是静功，外静内动，惟精惟一，清虚而得。"言以丧礼处之"，丧礼也是崇尚左为上位的，偏将军、上将军居的位置是符合丧礼的排序的。偏将军、上将军也是比喻元神、识神的位置，一个主生的为主要地位，一个主死的处辅助地位。不得已用识神，也是居于仆人的辅佐地位，如此，在有为参与下也可以得先天一炁。用识神也要恬淡，似用非用，也不能死死地用，用死了就是识神居主位了，那一定得不了炁。似用非用，还是元神居主要地位，虽然用了识神，但不妨碍先天一炁的产出。

杀人之众，以哀悲涖之。战胜，以丧礼处之。战场上杀人众多，以悲哀之心默哀。打赢了别人要以丧礼对待而不是炫耀。这是用打仗比喻不得已用了后天意识，也要不忘后天中用先天，柔和治之，虚无修之，静动得之，空空成之，所以有兵而不用。兵有胜败，故不祥，教人体此而修。老子在教人用静，不用动；用意，不用意（用意在有意与无意之间）；用气，不用气，先立性后立命。得胜，也是比喻有断杀之志，有铁石心肠，心切意专，如此才能入道。

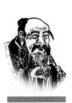

32 太上法门是坐直升飞机

第三十二章　圣德

道常无名，朴虽小，天下莫能臣。侯王若能守之，万物将自宾。天地相合，以降甘露，民莫之令而自均。始制有名，名亦既有，夫亦将知止，知止可以不殆。譬道之在天下，犹川谷之于江海。

道无处不在，无处不有，道本无名，勉强叫道。以人为例，人未出生前，这先天一炁是人的本元，人出生以后，又是人的根，虽然至隐至微，但人一刻也不能离，离了就土崩瓦解，所以叫道常无名。道以混沌无名，常住真静，与太虚同体，不言不动叫道常无名。道生德一之炁，一炁未分解叫朴，即精微的物质颗粒。朴虽然小，作用可无穷大，天下万事万物都是依赖此微粒生存。天下也指肉体，依赖德一能量而存活。朴者，性也，大而通彻天地，细而入于微尘，虽小，天下不敢臣。臣者，气也，性定气凝，叫不敢臣。

侯王指心，即元神的居所。元神若能守德一之朴，四肢百骸，身国中的一切都会像客人朝圣一样，奉它为主人。侯王者，心也，心空神灵，若果能如此守者，万物将自宾服。万物指诸经脉络，能定而守灵，经络再无不宾者。总归大窍，一片光明，天地自然相合，下升上降，天地合一，甘露二气而生，混合于中，到此光景，人莫之令。人者，灵中微意是也。到混沌时，有人不知其人，而自然定均，定均时始制有名，叫定而后能虑。人自降生以后，气质拘之，物欲蔽之，德一能量越来越少。若人能见素抱朴，效法天地，天气下降，地气上腾，就像人的坎离交媾，水火既济，天地相合，甘露垂珠。这都是谁的作为？都是道，先天一炁在人体的运作。道究竟叫什么名字？真铅、金丹，古人取这些名字都是为了教学的方便，不要管叫什么名字，重要的是求其实，自阴阳交媾，一点黄庭落中宫，把它安置在那里不动，大道在身体里就长存了。要是不知止，不收敛于内，宝贵的先天一炁有了又散掉，那是多么可惜的事情。

知止则有定，能知止，所以不殆。譬言道，天下莫不有之，无物不有道。凡天下万物，以无为者亨，以有为者谷。至弱者，水也；川流者，水也。水之不息，犹天地万物，不可须臾离道，犹川谷之于江海也。

口中生津的甜水，被称为神水，它到底是怎么个天地相合？人体的真水、真火，就是我说的牛郎织女，他们结合就结丹。真水也叫汞，心中灵液。涕唾津精血等后天阴精，神火（元神）下照，久久化为至灵之液。灵液下降到坎宫，真阳之气上升，在中宫交汇，久之，真阳也叫真铅，德一之炁蓬勃氤氲有象，叫得药。真汞和真铅是后天有形有象之物，在中宫合一，凝神调息，兀兀腾腾，如雾如烟，如潮如海，才是真铅，坎离交叫得药。真铅从尾闾直上泥丸，泥丸久积阴精与这一点真铅合一，叫乾坤交媾结丹。铅汞会于头顶，凡精凡气被顺化，一股清凉恬淡之味，化为甘露神水，香甜可口。不像以前的粗精浊气，就是古人说的醍醐灌顶。甘露在嘴里用舌头搅拌，成沫子气化再下咽，到中宫停住叫封固。这个真精一生，浑身酥软如绵，欲睡不睡，欲醒不醒，平日动荡之身心，到此非常安静，不动不摇，自然静止，何殆之有？这当然是大定之后才达到的。所谓的采药，凝神专一，不采之采胜于采；所为交媾，神入气中，气包神外，两两不分而已，走一步有一步的验证。

说这些，只是为了说明天地相合、甘露是怎么回事。这是唐代以后神气合一的金丹法对津液的解释。老子最上功法，太上，不知下之有之，一切都是自然发生的。在金丹法来说，太上法门是坐直升飞机，一步登天，而金丹法还属于第二等的方法。如果没有前世修行的积累，别说一等的方法，就是二等的半有为法也是难于成功的。

33 战胜人心见天心

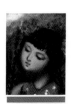

第三十三章 辩德

知人者智，自知者明，胜人者有力，自胜者强，知足者富，强行者有志，不失其所者久，死而不亡者寿。

这一章教人内省，不驰于外而守元神，脱解无用之躯，与天地同久。知人者智，人欲、物欲是体道的最大障碍。当人处在心神不宁的情感、利益的纠缠当中，人的气场是杂乱的，在生命的表层漂浮，而道是生命核心层的东西。如果明白人被欲望左右下的局限，并且跳出这种局限，叫"知人者智"，这个人并不是他人，而是人性、人欲的状态和特点。老子是天道的阐释者，他深知什么东西让人见不到天道。天道是什么，是人天一体的真理。人道是什么，就是人天隔绝，与后来验证的事实不符，人道是愚昧的。比如股票明天跌不跌，今天看明天的情况，将所有的意识关闭，用里面的心眼瞄一眼，外场很衰，肯定不妙。再拿扑克牌验证一下，不动心思地看输赢的情况，果然来牌很差。验证好了，坚决清仓，果然之后几天连续大跌。人天是一体的存在，把人的意识淡化，听到天的声音，顺天而动，叫知人者智。不要把老子说的弱化后天意识庸俗化地理解，以为有空才能放下，闲了才能修道，下月房贷还得交，怎么能放下？老子为什么用八十一章让人无为、用元神，并不是只说给少数神仙听的，而是给劳苦大众一把洞察天机的钥匙。知道天机你就不会瞎忙活，乱行动了。道穿透一切，你的任何事情，通了道都可以给你最正确的指导。当用心眼瞄那一眼时，你的意识是干净退位的。到第二眼，你的意识心又起了，又嘀咕了，那就不是元神，又是识神了。你要清楚地分别，听第一眼做决策，千万别听第二眼、第三眼的。那是人的意识的东西，保证错。第一眼是元神的，元神通天，和天道一体。听元神第一直觉的，后来发生的事实验证，从来没错过。老子八十一章都是在教你如何擦亮心眼，在这个意义上弱化后天意识，而不是让你什么都不做了，只是退休玩乐。太多的人从后天意识上曲解老子，把很愚笨的后天意识的人欲加在老子头上，真是可笑得不知道自己的位置。

老子是一句废话都没有的，五千言，字字灵文，像打蛇打在七寸上，处处击中要害。这个要害就是如何唤醒你的元神，擦亮大智慧的天眼。守自己的元神，性光生起，虚中生白，光灼天地，自知其有，默默自得，而谓之明，叫"自知者明"。不可以力胜人，以虚无至道胜人。力者，内光也。胜己者，自胜之中和，充塞于天地，与太虚同体者也。强，内光之充塞，含容于我，叫"胜人者有力"。知莹白之光芒，无处不周遍，虚虚于中，守于内，不妄求，叫"知足"。满其体一气豁和，含光于中叫"富"。有志坚其心，固其意，忘其形，存其虚，守其有，以待功成叫"强行者"。能常守真静，守其中，不知其所，其道恒而天地交泰，阴阳合抱于中，恒常不二，如此，岂不能久乎？道成而躯丢，光融而性存，虽死于世，而我实不死也。死则死矣，假形骸虽死，而不亡，与天地同其德，与日月合其明，与阴阳合其道，与混沌同其体，道存而性融，形亡而光结，故寿而不死，无中下手，虚中能有，有中返空，性命合一，灵性常存，清光融融，叫"死而不亡"。常存于天地之外，包罗于万象中，空空洞洞，其真常灵，其道常存，真常至道，叫不亡而寿。

不夹杂人欲物欲，叫睿智。时时省察，令私欲净尽，天理流行，洞见本来面目，了了常明，就是妙觉圆明。这是战胜了人心，见到天心，叫"知人者智，自知者明"。人欲、物欲不除，天真难现。人欲物欲还很重，本

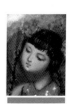

来的天真不可能恢复，内心的小孩就会深藏不露。能把人欲、物欲淡化了，有定力了，对花花世界、功名利禄视而不见，本真就会恢复，叫"胜人者有力"。人的气质不变化，身体从何而牢固？剥肤存液，剥液存神，剥神还虚，层层剥尽，才能与道合真。如果不是精壮气固，怎能烧退群阴，让身内外晶莹如玉？变化凡躯炼成仙体，叫"自胜者强"。

起火有时、止火有候叫"知足者富"。进火养丹，退火温丹，炼精化气为入胎之始，练气化神为成胎之终。不知止火则气不入于胎，精虽炼为炁，还可能倒退回去变成精。以后的每个环节都是知足常足，终身不殆。神归大定，百日之混沌如一日，一念之游移如走丹，任重道远，不是强行有志者坚持不下来。待三昧真火气化肉身，真灵飞升，虽死犹生。凡人之死，死则神散。圣人之死，死而神完，形虽死神新生，其精神直与天地往来，自然与天同寿。

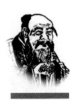

34 每个细胞都是德这种精微物质支撑的

第三十四章　任成

大道氾兮，其可左右。万物恃之以生而不辞，功成而不有，衣养万物而不为主，常无欲，可名于小，万物归焉而不为主，可名为大。以其终不自为大，故能成其大。

读老子《道德经》，要紧紧抓住如何打开慧眼、开启天眼这根主线。老子才不会扯什么人与人间的是非，那是孔子干的事。比如说"知人者智"，如果理解成他人，那是孔子人心计谋那一套，知道别人好战胜、操纵别人。老子的任何一句话都不要从人的社会属性、人心上去想就对了。千古以来，特别是近一百年以来，都从人心上解老子。你要从天心上看老子，才知道老子说的究竟是什么。揭示天道，展示天心，让习惯了从人的社会属性思考问题的人很是慌张不安。

老子在这一章里，描述了一个大的象，"大道氾兮，其可左右"。"万物恃之以生而不辞，功成而不有，衣养万物而不为主"，说大道很广大，左右逢源，万物都是它生的，却不觉得自己有功，不去主宰任何东西，完全的无我，说它很大又很小，因为小，又能成其大。如果你认为老子在歌颂大道的无私、忘我，这就是人心层面的理解。你要追究老子说这话是为了什么，描述个虚头八脑的形象干什么？和你有关，和你开启慧眼有关。

把这之间的关系理清楚，你就懂老子的用意了。八十一章处处这样扣得紧去理解，读完了全书，慧眼就会开启。忘掉人心，开启天心，天心是真理。

此章是教人归大虚窍，毫不执著。比如 2010 年这个数字，10 是兑金，是阴金，2009 年，9 是乾卦阳金，2010 年一定不如 2009 年。兑有破损，开年就来了全球性的雪灾冰害，天场如此恶劣，是来自人心之恶的累积后的折射。天、地、人、自然这四大，人在其中，人的信息和宇宙是渗透的全息关系。人心丑恶过了头，天就发杀机，用恶劣的天气和瘟疫大流行来收拾人间。一个数字、一场暴雪、一些死人的消息，都不要具体地执著，把他们向一个中心点虚化，天心就呈现出来。我们每个人的邪恶少一点，天地才会舒服一点。互联网把全世界变成了一个村，渗透到一切领域，就好像大道，是穿透一切，无所不在的。金钱至上主义、科技迷信主义、孔子被虚捧的时代，这些也是个大象，是人为的、强迫的、过分的大象，资源被掠夺殆尽，人类自掘坟墓。但是一切都逃不脱大道的手掌心，定会发生纠偏的大阵痛。

对于人体来说，大道，是虚无至玄至妙之道，无物不有，无处不到，叫泛兮。每个部位、每个细胞都是德这种精微物质支撑的。一静之后，遍体皆空，无有障隔，就是泛。左之右之，无不通之，无不灵之，节节相通，窍窍光明，叫"其可左右"。万物，指诸经络。心空、意无，万物无不恃之以生，熔成一片，内外光灼，虽无心于万物，万物自然生。心一静，四肢百骸都秩序井然，秩序好了人心就更放松，就更空，越空人心就越向天心靠拢。身体进入精微的层面，掉一根针也能听见，未来会发生的事也能预知。道大可以无所不包，道小可以入于微末；全身那么多零件，有形的无形的身国众生，好像没有主宰，但哪里缺一点这个先天一炁的道，哪里就是坏死的，就发烂发臭。全身都是好好的，没有一点不健康的细节，这都是看不见的一炁在主宰。它没有主宰的意识而实际在主宰。这个看不见的神是人的先天元神，叫性。性中方得命，把性伺候好了命才会好。养生的根本是养性、养道。大道至微，实无所大，而大存焉。是以圣人修道，

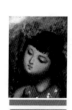

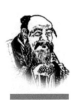

默默而不障，隐潜而不见。道虽大，而始终不为其大，故能虚无以合道，默默以合天地，隐潜以合阴阳。进入恍惚杳冥，合至道之大而入于渺渺之天，故能成其大。

道大无形看不见却穿透一切，道的外现是德。你听一个人麻烦是非很多，那是德能量很匮乏；你看这个人出车祸把腿弄折了，再看那个人反复换工作，身体不健康，这都是所谓的玄德、看不见的道的能量在主宰着。缺德的一定不好，德足的人一定很好，用现在的话叫能量。这个德从哪里来？这个道从哪里来？道、德、形、器这四个层面，要做好事积德，那只是器的层面，根本在道的层面，在你里面的大智慧上。这个大智慧开了，你的德能量才会足，足到惊人的程度。你握一下别人的手，别人病就好了。你吆喝什么，那东西一定卖得特别的火，你就是神。你费半天劲去捐献、做好事，不如你一刹那的真静之定，一丝念头都没有的致虚极，这一下得到的能量无法用数字衡量。守虚入静就是得道的方法。老子让我们修道，从源头上给我们最大的能量，生生不息的能量。这个大到无边、小到无所不能穿越的道，凡人的眼睛看不到，那是如来佛的手掌心，天道公平的记录员，一毫不差地给你记账。据说现在的道德滑坡到了难以想象的地步，那是因为看不见无形的手在掌控，不知好歹的自取灭亡。

35 体内真阴真阳交媾

第三十五章　仁德

执大象，天下往，往而不害，安平泰。乐与饵，过客止。道之出口，淡乎其无味。视之不足见，听之不足闻，用之不足既。

这一章教人不执著地守窍。道大无所不包，是个最大的虚象。因此，守窍的时候，以虚守来守，守实了就错了。虚守是元神在守，是不守之守。守实了是后天意识心，它只与后天气相联系。先天炁只有先天元神才能导引出来。执大象，指忘形合虚，空中、空形，四大皆为一窍，使我之神，清虚而合至道，任往来而不害。天下为身也，身为天下，是普天之下，无物不载，无处不有，任日月之照临空洞之乾坤，往往而不害。如人之身，空其形，绝其欲，清虚其神，默默于大窍，混沌于阴阳，不知有人，亦不知有我，故往往而不害。不害，安于神；不害，平和其气；不害，交泰于性命。皆归于虚，虚中生有。

人的身体执大象，守这个大虚窍，四肢百骸才会被真气充满，每个细胞都得到了道德精微物质先天真一之炁的能量供给，才会神安气和，性命交泰，就是性命合一，阴阳合一回到道零的无极。这是人体的金丹药王，有时间就要服此金丹，才会保证你后天损耗的元精得到及时的弥补。身体已经出了问题，元精的油箱指示灯已经亮起了红灯，那是人类的医学无法解决的问题。医学是后天意识的产物，解决不了先天问题。各种气功层面的养生也解决不了元精的匮乏问题，只有老子的《道德经》是在教人们如何开启玄关，让天地的大元气与人体接通。读《道德经》，把人天一体的梯子找到，才会解决先天元气亏欠的大问题。所以，全民都要读《道德经》，都要开玄关。这当然不容易，要用真我大智慧才能操作。这个执大象，这个大虚窍，就是见真我的方法。见到的一瞬玄关就开，不仅先天元气的源源输送问题解决了，元神的巨大潜能也同时被唤醒、被开发。

乐与饵，是先天之真炁，聚而成乐，凝而为饵，如过客之往来，无定止之地，任来则来，任往而往，天下任其周旋。待通身经络，灵通而合一，如是为丹，性中见命也。天地交叫泰，天地即乾坤，人体的乾坤交媾，产出先天真一之炁。丹道叫大周天，真气自泥丸沿中脉直下，坎宫真阳上迎在中宫黄庭交汇，阳气下降，阴气上升，在黄庭合一，打成一片。牛郎织女大婚，体内真阴真阳交媾，浑身酥软绵绵，自身阴阳之气交欢之快感，胜过男女肉交的无数倍，叫乐与饵。你说这个在体内来来往往的先天一炁没有有形的美味佳肴有味吗？那你就错了，这无形的仙宴你去赴宴就知道滋味的好坏了。

无可以言道，道之出言，其无味，无味而自知其味。不闻而自闻；不可见自见；不用自用。故不可见，不可闻，不可即，是说道理精粹，无不贯通，成天地之大窍，而合容乎至道，虚虚实实，无无有有，皆其一气，叫"执大象"，叫"天下往，往而不害"。归中不中，忘形忘虚，昏昏默默，为一天地，混合阴阳，打成一个锦绣乾坤。天地坏而我不坏，天地崩而我不崩，皆因不害一炁之至道，不见而见，不闻而闻，不用而用，如过客之行止，不著于中，听其自然而已。这个才叫执大象。如此方能了得性命，进入安平泰之至道。如此至道，不可见闻，用之不竭，叫不足既。

36 盗取天地的大元气

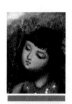

第三十六章　微明

将欲歙之，必固张之；将欲弱之，必固强之；将欲废之，必固兴之；将欲取之，必固与之，是谓微明。柔弱胜刚强，鱼不可脱于渊，国之利器，不可以示人。

这一章讲如何盗天机，盗取天地的大元气，阴鼎阳炉，刚火柔用，自知其密，纯粹精微。人的气数只能制约一般人，圣人有回天之能，扭转乾坤之德，转危为安，反乱为治。圣人用的办法就是柔弱。好比冬季万物皆废，圣人可以重整令其复兴。就像人已经老了，或者已经病了，用先天一炁就可以挽救，令其重生。人无元精则绝，鱼无水则灭。鱼一旦离开水生机即息，好像人无真一之精就无法存活。这个先天一炁，要在天地虚空中取，在人身虚静处夺，用逆的方法，盗生机于杀机。先天一炁本是大元气，大阳气，却用入极静、极阴的办法获取，由至阴取至阳。以往通行的解释，动用计谋，打一巴掌揉一揉之类都是人心的垃圾。老子这里讲的是天心，先天大智慧如何把先天能量传导给你。读者要警惕其间的区别。

将欲歙之，必固张之。歙，收缩、合拢；固，暂且。将要收缩，必须暂且张开，指要想得到先天一炁在身体上的开合，像个风箱一样自动一鼓一鼓的，要想有这个东西，必须先要在别的事情上下工夫。别的事情就是

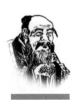
先见到本心，唤醒元神，定中生光，性光内照，先有了操持这个东西的主角。主角不上场，戏怎么开始演呢？有了元神这个主角，恍惚杳冥，致虚极，守静笃，先天一炁自然就默默而生，静极忽然一动是也。

身心定，而后含光内照，则真一之炁强，炁充足，然后以和柔之。这个先天一炁，又叫太和一炁。故宫的太和殿、保和殿、中和殿，奥运会开幕式上那个巨大的和字，就是这真一之炁。再看六十四卦方圆图的中心是益卦，风雷益卦。风是巽卦，小阴；雷是震卦，小阳。小阴小阳，小出小入，微小的动的意思。这个炁极其微小，我们的后天之气是很粗的，要锻造出很细很精微的先天一炁，先要武火猛烹，让真阳之火烧起来，烧透。采药用武火，炁冲起来在身上上蹿下跳，得大药时如雷声滚滚，动静如此之大，当然炁很强。这个强就不是和气，还要用文火慢慢地养，让它变得极其柔和。最初不用猛力它出不来，之后用柔才能养成和气。这是说的"将欲弱之，必固强之"。

将欲废之，必固兴之。从有中而返无，叫"欲废之"。水火既济小周天循环之后，真气再次归炉封固，依然还是用昏默之虚无来罩着它，把结成的丹再进一步升华。在废之前，必先兴起于中，充满四处，之后以和废之。废的是有质无形之物，不但要炼去有形的，连有质的也要尽炼去而成光，身内丹光升起，恐光散去，而欲夺之，必先兴之以和。"是谓微明"指以上这些就是细致、精妙之明的修持方法，是还虚合道，粉碎虚空中精微变化的细则纲要。以和而合天之化机，歙而聚合于一处，从中起于上，从上见于空，如鱼潜于渊一般，温温一性，包裹命根，虚见天心，叫"鱼不可脱于渊"。

"国之利器"，国是身国，利器是最好的东西。最好的东西不能拿给人看，指的是什么？绝对不是我有好东西不能轻易让别人知道的意思。在大定中，入于玄，知不知为知，明不明为明。连自己都忘记了，怎能告诉别人。入于湛寂，合于真静，如此之微，如此之妙，玄之又玄，怎么给人看？所以不可以示人。元神操持出来的先天一炁，是生命中第一位的好东西，但这是生命内景，是幽明的内在的玄妙，怎么能拿出来给人看呢？所以叫"不可以示人"。

37 元神就是人体的天

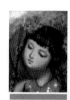

第三十七章　为政

道常无为而无不为，侯王若能守之，万物将自化，化而欲作，吾将镇之以无名之朴。无名之朴，亦将不欲，不欲以静，天下将自正。

这一章讲元神主宰。道是怎么干活的？用无为运作。看看人的肌肤润泽，毛发晶莹，这是谁干的？道干的，道就是先天真一之炁，就是元气。你看不见，它也不知道是它干的，但是事实上，它就这样干了，叫道常无为而无不为。无为从来就被严重误会，以为无为是什么都不做。老子说的无为是我们的生命之根这个元气，它是以无为这种特殊方式工作的，身上的任何一个零件、一个细胞，它在哪里不工作，哪里就会坏死。

侯王若能守之，万物将自化。侯王指的是灵性元神，元气这个神秘的能量是归谁调动呢？是元神，元神就是你感觉的主人，内心那个觉知。它是怎么调动的呢？平时的生活、工作、与人打交道，用人的思维，概括说叫人欲。生命空间都被人欲占据，元神被关闭在深层。当晚上睡觉的时候，人事停了，人心歇了，元神才有从深宫中走出来的机会，其中的关节是人心歇。当我们醒着的时候，人心每分钟不知飘过多少念头，最难得的就是让人心歇。强制是个办法，佛教的净土法门，念一句佛号，用来强迫自己心头清净。老子给出了自然的办法，恍惚、杳冥。干活累了，疲倦了，不

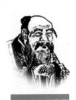

是困了，打坐休息一会儿，就进入深度恍惚，什么也不知道了，但并没有睡着。这时没有一丝一毫的意识，就是元神显现了。在这种深度静定中，你会发现呼吸几乎停止，完全听不到呼吸的声音，心跳频率比较快。还有一个比心跳慢两倍的，像个风箱一开一合的，那就是元气。开了天眼的人看见的性光，在双眉中间的空中，有一刻不停转动的尖头的太极图。我们一般看到的是固定的太极图，用动画的形式表达更准确，从左向右双色光体的太极旋转。天眼不开的人可以感觉它的开合运动，因为静而无念（元神现），感受到了太极元气的运动，叫侯王守之。

为什么元神才能守出来元气？生命最初的高级形式是光，是个旋转的双色小光球，因为太小了，像个精微的小亮点。它是宇宙的一个小颗粒，进入人体后成为人的灵魂，元神。生活在天地间的每一个人，都是宇宙之母的孩子。母子之间的脐带，从一点灵光入胎到一个人的元气能量终结、元神得不到能量支持从人体飘走的死之间，一秒钟也没剪断。和人在出生的时候剪断脐带脱离母体相反，只要你活着，就背着这根无形的脐带。呼吸是后天的，那个太极球旋转的开合之动是先天的呼吸。天地是个大太极球，人体是个小太极球，人与天地就是这样一起呼吸的。元神来自天，元神就是人体的天。老子说的道就是天道，不是风雨雷电那个天道，而是人体天道元神之原理。所以"侯王若能守之"，这个之指的是前面说的道常无为而无不为之道，也就是只有先天元神可以调动出来的先天真一之炁。

"万物将自化"，万物指身国众生的一切，四肢百骸，五脏三魂七魄，有多少有形的不管是骨头、肌肉、血管、细胞，就有多少神。身体这个国家极其庞大，但是无论是物质的还是精神的，这些活着的众生都靠元气生存。有了元气，各个部门携手友好，礼貌谦逊，见面都拱手作揖的。第二层意思，元神调动来元气，不用半点人为的，哪里有问题，元神自然知道。元神一知道的瞬间，元气已经被调度到那个需要元气粮食的地方。哪里经络不通，传输营养不顺利，马上调集元气大部队冲锋，人体可以明显感觉到咣啷咣啷的动静。比如通脸上的窍穴，像轻微的海浪在脸上卷，皮肤上的沉淀物被退掉，亏元气的褶子被展平。该在你身体上哪里施工，完全不用你管。什么练功，那是后天的，老子的道是不用练的神功。第三层意思，元神主宰后，人的先天大智慧系统启动，元神所携带的累世的信息被唤醒，多世历练中的精华在这一世集中体现。比如你上辈子当过作家，上上辈子当过方丈，再上辈子当过国王等，你以为毫无基础的事，突然成了。第四，元神通了，元神来自宇宙，宇宙多维空间的生命，元神可以与之沟通。比如一个观音泥像、铜像，本来是泥土、金属，但是有观音的造像那个信息，你的元神和这个信息接通了，观音的法力就可以被你调动。我们的元神可以穿越多维空间，伟大得不得了，把天场的大元气接入你的体内是它干的最小的一件事，这个"万物将自化"包括的就太多太多了。

化而欲作，吾将镇之以无名之朴。当恍惚杳冥、静极生动以后，没有东西出来，人也什么不知道地入静，这还好办。一有动静了，元气在动的感觉有了，人的意识心马上就忘了无为，立刻妄想纷飞又开始了。怎么办?用无名之朴来镇，来管。道隐无名，无名就是道，不动不生是无名。无为、无作、无思、无虑，浑然无名是朴。当无中生出有来，朩一动一动的，依然死心不动，守虚空大窍，静到连这个制止念头产生的意识也没有，浑忘一切，叫"无名之朴，亦将不欲"，这个欲不是人的自然欲望，而是意识心的意思。"不欲"就是一点意识心都没有。到一丝一毫意识心都没有的虚静，道这个大元气的精微物质会让你的身心灵到达最棒的境地，叫"天下将自正"。

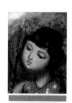

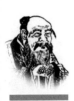

38 无心于物叫上德

第三十八章　论德

上德不德，是以有德；下德不失德，是以无德。上德无为而无以为，下德为之而有以为。上仁为之而无以为，上义为之而有以为。上礼为之而莫之应，则攘臂而扔之。故失道而后德，失德而后仁，失仁而后义，失义而后礼。夫礼者，忠信之薄，而乱之首也。前识者，道之华，而愚之始也。是以大丈夫处其厚，不居其薄，处其实，不居其华，故去彼取此。

这一章讲述如何才是有德，什么样的心才能有先天一炁，什么样的心会失去一炁。德是道的别名，指先天真一之炁，也就是元气。怎样才能有这人体先天的能量？不言不动，不闻不见，合天之至真，叫上德。无心于万物，无心于身形，叫不德。外忘其身，内忘其心，听万物自然之生化，随其自然之流行，叫上德不德。能做到这个地步叫"是以有德"，天地元气就会不断地流入体内。用了心思、后天意识心就是下德。用意念操纵，人为控制，与自然的不言、不动、不闻、不见不相符，所以叫无德。静极无中生有，有了以后依然不加干涉，听自然之生化，叫上德。无为而无以为，用无为来对待，无心作为。那个真一之炁，有了就有，动了就动，随它变化，叫"上德无为而无以为"。那个真一之炁没有，要用各种法门把它弄出来，就叫"下德为之而有以为"，有心作为，就不能虚心，而心外耗；不能实腹，

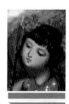

而腹运虚，听心指挥，心动火盛，焚其腹，或者意守丹田，或者运行小周天，容貌日渐枯衰，没有真火，没有真水，更不能水火既济。用意念操纵的是后天凡火、虚火，非常有害。无上德之自然，是下德有为法，有为一定有害。

"上仁为之而无以为"，上仁是先天本性之善，和顺柔弱，温良静定，而合上德。"上义为之而有以为"，义重生刚气，杀伐之心，义重生意心，心动意驰，意驰必有为，有为者三千八百门，皆从此"意"字，怎能合上德？所以上义为之是有为。到"上礼为之"，礼尚往来，有意有求，一求就不是上德。先天真一之炁更不理睬，对意识心的指挥根本不理会，捋胳膊挽袖子一派杀伐之炁，是胜人的贪心。如此，离道就远了。失道，指失自然之生化，容心于万物，叫"失道而后德"。有心于物叫德，无心于物叫上德。失了道，就是有心于德。失了自然之德，存仁于万物，和顺于生化，就于有为而失仁，叫"失德而后仁"。失仁而后义，是坚心刚者勇鲁之性，一派气质杀伐之心。如果到了礼的层面，患得患失，那是因为信心、信念淡泊才会如此。前识者指高明正大、清静无为之人。不德而若愚，昏昏默默。如此之丈夫，处上德之厚，不处上礼之薄也；居上德无为之实，不居上仁、上义、上礼，有为之华也。故去仁义礼智之彼，而取无为上德之此，叫去彼取此。

老子说的德、仁、义、礼，实际上描述了四种心：德是无心，仁是柔软随顺之心，义是刚硬胜人贪心，礼是治乱控制之心。当杳冥无念时，你就会明确地感受到真一之炁的存在。感觉到了真一之炁后，不加干涉，任其所为，以柔和的心对待它，就是仁心。到此，先天一炁还会自然地运行，随着当时天地大元气场的状态，反应到人体上。但是，当义心产生，你以为自己是老大，可以指挥命令它，想人为地操作它，它节奏均匀的运作被你的意识打乱。这一乱，炁就微弱了，你怕它消失，礼心骤起，露胳膊挽袖子要把它抓住，它就忽然消失无踪影了。要想真一之炁常保在身，就要知道人心之作用的逐步升级，会使真一消失不见。只有始终保持无心，真气，也就是德一能量，元气才会稳定地保有。有一点意识，意识到它来了，至少要保持顺其自然，不加干涉，它就不会乱，也不会消失。

老子强调问题出在信心、信念、信任上。如果你完全相信无念才会产生先天一炁，就不会有要干涉的义心，更不会有想控制住，不让它消失的礼心。你要把原理悟准确，之后死心地相信，你信了才可以无心无念，无心元神才能工作，把元气带给你。开玄关，感受到天地大元气和人体小元气的同频共振是很容易的事情，人人都可以做到。因为本来它就在每个人的身上。深信才能真静，一静就可以感觉到了。之后，不管在工作中，还是在闹市，你稍微一静，它随时来。你在热闹的人群中，在应酬中，也可以悠然地守在元气上，服你的长生不老丹。

39 一慎独就可以了得

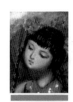

第三十九章　法本

　　昔之得一者，天得一以清，地得一以宁，神得一以灵，谷得一以盈，万物得一以生，侯王得一以为天下正，其致之一也。天无以清，将恐裂；地无以宁，将恐发；神无以灵，将恐歇；谷无以盈，将恐竭；万物无以生，将恐灭；侯王无以贵高，将恐蹶。故贵以贱为本，高以下为基。是以侯王自称孤、寡、不谷，此非以贱为本耶？非乎？故至誉无誉，是故不欲球球如玉，珞珞如石。

　　这一章讲守一万事毕。得了先天一炁，后面的人体返还工程就可以进入全自动化的过程。不得一炁无法入门。要得这一炁，必须先练就一心。道就是鸿蒙未判之元气，混沌未开之无极，生成万物之太极。天下万物都是从无形到有形，从无极到太极。这个无极是道是母是根。道无形，德有形，道生之，德蓄之，德就是一炁。从虚无返元为一，如昔之得一者一样，虚其心，忘其形，绝其意，归其清，守其静，还其空，得其一，而归有，有中复静，叫得一。得一就是开玄关，从虚静得一动而有，依然以虚静对待，叫得一。

　　天至高，因得一而清，失一将恐崩裂；地至厚，得一而宁，失一将恐塌陷；神至妙，得一而灵，失一将恐不灵；神者不散而聚，潜藏不露，静以合德，虚以敛形，空以得一，散而充塞天地，聚而入于微渺，水火不焚溺，金石不障蔽，立日月而不影。看这个人站在那里没有影子，他就是神。神何以灵？清心静意，忘物忘形，惟精惟一，以诚内观，以一贯流通，信心虚无，而归于空。归空不空，抱道守一，始得神灵。

谷得一以盈，空谷传声，气至盈，失一恐将枯竭。上不上，下不下，前不前，后不后，左不左，右不右，中不中，虚无一炁之间，是真谷。天地皆空，虚空一身，乾坤尽在掌握，真炁随其流通。身外之身叫谷。草木、动物、日月星辰、天地，叫万物。天地得乾之真火，坤之真水，从虚无而生形，叫物。天地得乾坤，水火交泰，抱一虚无媾精，清静生炁，得阳火而成日，天地之命也；得阴水而成月，天地之性也。性命流通，生生化化，而育万物，皆得天地阴阳之炁，以静而守一，万物故能生。

人体得万物，只在一念之间，一点不难。念诚虚无现，心死真心现，意绝真性明，性明而命归，命归而神立。神不外散，先天起而诸气潮，气潮有信，不失时候，周流天下，聚散有度，这是人的万物。心死神活，意断自性光明显现，命与神都归到自性，其实都归入一虚静。如此，真阳之气浩浩如潮水席卷，在人体运转，叫万物得一以生。人若外现外听，心驰神往，则神耗；动举无度，多言无忌，负重挈轻，则气耗神耗，气耗精亦随而耗之。神随精聚，气随精生。精亦逐神气之消散，心动神耗，意动气耗，念动精耗。常常虚无，则精气神不耗，才是万物得一而生。

侯王至高至贵，失一恐位高则危，名贵则败。在人体，侯王指心，心灰意冷，什么也不想叫侯王得一。一身归空，一炁返正，存神不存人，存本性不存意识心。存物随气，随气养神，神安命则立，气安性则明，命立性明，叫天下正。其致之一也，诚其意，一贯其气，致虚致无之一也。绝大多数人都是修命轻性，所以无法成功。先见本心，找到真我大智慧，见佛才能成道，自性光明没有升起，命是立不起来的。

玄关开了，先天真一之炁，自微弱而显著，叫贵以贱为本；先天真一之炁，自下而上，叫高以下为基。下和贱，指性器官、性能量，真阳之炁是性能量的神圣功能，虽然它至高无上，但还是来自性本能中。性能量背

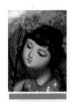

后的元精是产元气的动力源，是本元。有高下贵贱之分，就是有后天意识。将恐蹶，指真一之炁就会消失。无心，没有高下的分别，才会得一。是以侯王自称孤寡不谷，孤者，单也；寡者，独也；不谷者，无同类也。只有孤于一，寡于一，不谷于一，才能得一。什么是一？清也，静也，空谷传声也。侯王能守一就是以贱为本。

至高的荣誉是没有荣誉，不做受人称羡的美玉，宁愿做不受人重视的石头。返我昔日之阴阳，归于虚无，成不二之道，说天地之清宁，让人得一法天地，使谷神不死，与大道同。得一的关键是侯王之心，心能常操常存，勿忘勿助，刻刻反观，时时内照，即不失其一。一就是独，独知独觉，修心、修性之学，一慎独就可以了得。这个心没修好，无法修命，命功时时刻刻都是心君操作，不成佛休想成道。

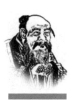

40 返回到如如不动的本心

第四十章　去用

反者道之动，弱者道之用，天下万物生于有，有生于无。

先天一炁，动则散而耗，静则聚而现；言语举动则耗，心意驰动则耗，耗则外散，外散神不宁，气不结。神气宁结，没有别的办法，只有心安意定。安定中宫现，神室开，此时才为真动。此动本于静，因为静者才使气反而通。反是什么？反心之不明，反性之不识，反口之不知味，反目之不知色，反鼻之不闻香臭，反耳之不辨声之高低，反手不能取、足不能履，反五脏化而不生，反不知嘻笑言谈，反不识父母，惟有活活泼泼，一团和气，灵性存于中，这才是反。把六根关闭，不听不看不闻不动叫反。返闻自性，耳朵不往外听，往里听，找那个谁在听，返回到如如不动的本心。如婴儿在腹，不知天日，真阴真阳，听他循环于虚无之中，八万四千、三百六十、五官六腑，无不通彻，皆因静中动也。动亦不知动，恍恍惚惚之间，叫"反者道之动"。心泯意绝，含光于内叫柔。柔和于我，神宁气定，好像无为，念念在即。弱之无间，时时如是，久则合大道之用，天之真性结于虚空，人之真性凝于虚无，道之真性入于无无、存于空空、合于玄玄，此为道之用。天不言不动，从空中而生真动，这是天之反。人神安气和，从虚中而生真动，是人之反。道本是一团太和之炁，只有弱才能成就道，暴躁之气必然毁道。

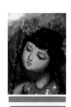

能反者弱成，造化循环于中，五行周流于内，阴阳凝结而成一，则天下万物，无不感阴阳之气而生，窍窍通彻，处处空灵，诸气朝宗，环抱于中，这是有，这是生。有生必有化，从生反化，从有入无。万物生于土，反化于土，人的肉身也不例外。归土的有两种：枯朽而归、润泽而归。枯朽的，入于无何有之乡为鬼；润泽的，归于虚灵不昧之地为仙。"无中下手有中得，得后不知有形迹。惟有空中成大窍，清虚天半悬月窟。"这是有中无。无合于天，而性光同月；虚合于气，而命蒂同日。日月环抱而为太极，这是人的无中有，道凝虚中之象也。命尽而性存，光华烛于周身，辉于内外，打成一片，虚光而入于无极，这是有中无。

　　道本来人人俱足，个个圆全，但是被后天意识和人生的劳顿所遮盖。只有返回本元，清除掉内心和外部的所有干扰，凝神调息，绝虑忘机，一阳才会初动，道才会返回到你的身上。从先天一炁的初动，到采药、归炉炼丹，整个过程都要冥心内运，专气至柔，丹是太和一炁炼成，修道以谦和处之，稍有粗豪，即是害道之凡火，叫"弱者道之用"。从虚无入手，静中生动，无中生有，自虚无中采之炼之，然后才会炁足流行于身国天地。开始自无而有，从静笃中炼出微阳来，接着自有还无，真气在体内蓬勃之动渐渐归于恬淡。最后，又自无而有，混混沌沌，人我俱忘。久之，自炼出阳神三寸，丈六金身。有有无无，循环不已。

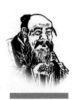

41 静中生动任其自然

第四十一章　同异

　　上士闻道，勤而行之。中士闻道，若存若亡。下士闻道，大笑之，不笑不足以为道。故建言有之：明道若昧，进道若退，夷道若类，上德若谷，大白若辱，广德若不足，建德若偷，质真若渝。大方无隅，大器晚成，大音希声，大象无形，道隐无名。夫唯道，善始且成。

　　这一章讲道之高深莫测，要人知止知退。无为之道，上士闻之，体无为而勤修之；无为之道，中士闻之，无处落脚，似信非信，两可之心，无奈世味重、道味淡，圣念浅、俗念深，所以不能行无为之道；下士闻之，付之一笑，无影无形，没法把握，不疑为妖言惑众，便指为聚众敛财，不笑不足为无为之大道。圣人之道，不外阴阳，顺则生人，逆则成仙。中下之士视神仙为幻术，井底之蛙，不笑就怪了。道至平至常，至神至奇，神奇即在平常中。

　　建言有之，建，设也，设言有道，以明无为之妙。道本无声无色，无话可说，为了引导后学，以有说无。虚无为道，自然为功。上士明道，幽处静修，若昧然，昧为明本，退为进基，虽明若昧，隐之深而明之至。中士虽明道，不以为无为实，心疑之，故不昧；下士明道，一闻之而生谤心，根本就不可能昧。夷道者，于天地同类而修之，与无极同体。进道者，进清虚之气，

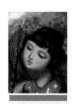

周流太虚，不知有为，所以是若退。不言、不动、不闻、不见是上德，无为不有，虚而不盈，上德若谷。上德指无为之士，性命归于虚空，精气神合于灵动，与天地合其德，与日月合其明，与阴阳合其体，与四时合其序，空空洞洞，窈窈冥冥，一气于中，若空谷焉。空谷之后，灵不朗耀，体内丹光照耀，虚室生白。辱，指打动于心，真心发现，沛然于面，红光四布，瑞气蒸扬，形身无影，灵光独现，神隐于中，飘飘荡荡，照彻乾坤，叫"大白若辱"。

广德，好像天地之德，上德不见德，其德广大，所以像不足。至道不见道，若无道，方见道之至，所以说"若不足"。建德，设言有德，不知德何居。偷，引而伸之，如道无道，故以道名，不过设言，曰道德者，即道也。你看天地间，万物生育，难道不是天之德、地之德吗？天地合其德，万物感之而生，不见其德，德更大。如人之炁生，就是道，性命合道，炁方生，不见其道，而道至，叫"建德若偷"。质真，真心也。真心现，本心现，先天炁足，充满人体内天地，浩浩荡荡，溢溢盈盈，叫渝。大方，空洞天地，无丝毫障蔽，明明朗照，无处不烛，东西南北，前后左右，上上下下，皆是空洞，成一大窍，惟炁流行，光明万国，照彻诸天，叫"大方无隅"。大器，先天现，虚空成。器，即神室。不以有寻，不以无觅，静极气生，气生神室现，出于自然而然，不待勉强成大器，如水泡一样，有形无质的东西。晚成，炁生神室后现叫晚成。"大音希声"，音，潮信也。时候到，真阳之炁如潮水，静极炁生，呼呼若有声。大象，指神凝。神凝不现其形，神凝即道。道原无名，惟自知其妙，难于口言，难于目见，所以大象无形，道隐无名。这个道，中士闻而怠心生，下士闻而怪无形，只有上士，善守静，收拾身形，撇去心意，一点虚灵，常常内固。"且"字最妙，稍有丝毫心意，就不成，善空、善静、善采、善有，复善于无，叫"善始且成"。只有道善于产生一切，善于成就一切。

道是虚无生一炁，它是个人独自内证的，深奥隐微，无形无相，不可能拿出来给人看，至明的上士，表面是昏昏默默，大道的本质是深藏内敛的，老子用道、德、大描述这个先天一炁，教人们用无来修道。所谓的用无，就是空掉后天意识、作为，让先天元神显现，静中生动，任其自然。

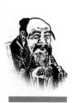

42 静是生机的根源

第四十二章　道化

道生一，一生二，二生三，三生万物。万物负阴而抱阳，冲气以为和。人之所恶，唯孤、寡、不谷，而王公以为称，故物或损之而益，或益之而损。人之所教，我亦教之，强梁者不得其死，吾将以为学父。

道是太和一炁，所以要用弱用柔。静极为道，虚中现，静里生。一是指静里有动机，在无心处现叫生。静极机动，恍若有物，叫道生一。有了一炁，阴阳合抱，动静合机，虚虚实实，金生水，木生火，人体内天地分出真火与真水，一降一升，聚合于虚中，叫一生二。阴阳既分、天地既判叫二。天之秀气，地之生气，感和风之清气叫三。气之清，神之灵，精之洁，静里分阴阳，精气神同化于虚无。不静，阴阳不分；阴阳不分，气不清；气不清，精不洁；精不洁，则神不灵。得天之秀，感地之生，乘风之化。风是天地交感之气，如无风处，草木虽得天之秀，地之生，无风则不茂盛。人修道，至虚一炁萌动，气机往来，静而凝聚为阴为精，动而流行为阳为气。动静之间元神主宰，生生化化，叫三生万物。虽静，静中不生，阴阳不分，精不洁，气不清，神不灵，入于顽空，所以命不立，像草木得不到风一样。神、气、精秉静而先天生，这三者都是先天之物。会合于虚无，运用于阴阳，合抱于神空，做到这三条就结丹。丹成，八万四千毛窍、三百六十骨节、

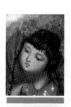

五脏化尽，血白脉绝，四大皆空，都成就在一个完全的虚无。诸气朝元生万物，叫三生万物。

这个三就是太和一炁，阴阳交感互动之炁，当入静后，阴性的精微粒子和阳性的精微物质的运动就处于最小幅度，像水分子形成的云雾那样，即"氤氲"的状态，静态与动态精微物质极易发生交感，使两者既相虚又相连，这种状态叫"和"。有了和这一新型的物质，才构成了生命形成的过程。了解了和的产生过程，明白了三到底是什么，你就会明白静是生机的根源，不静无法产生三，阴阳之气无法交媾，也就没有之后生生不息的生长。

人们都喜欢阳性的东西，不喜欢阴性的，如孤、寡、不谷，但是王公却这样称呼自己，与众不同。王公指人的元神，能单独，专一，五谷不分，恍恍惚惚，随气之冲和，合无极之至道，叫孤寡不谷。精于一，合于虚，方能玄妙之妙，见到元神。人能元神当家，入虚无之静，先天一炁秉静而生。一炁之生是用无损出来的，损之又损，清之至，静之至，清静之至，叫损。损久了，静久了，益处才来。一炁旋转周流，或上或下，或左或右，或前或后，冲万窍之开，通诸络之一贯，会众气于神室之中，含养于虚无之境，叫"故物或损之而益"。什么叫"或益之而损"？一炁有了，动了，依然归无，依然用无去损。静极生有，从有中化为空，返空不空，返无不无。这两句是说先静后有，从有入无。静者，以性下手；有者，性中立命；无者，性命返虚而合道。万物复化而为三，化三而为二，二而返一，一后而入无，从无而合道，此时身心同于虚空，性命归于湛寂，无极而化太极。

人之所教，我亦教之，别人都是这样教的，有入无，无化虚，人之所教，我也这样教，昏昏默默，以无为合太虚。"强梁"指的是用后天意识心，心守意取，不以虚而入，不以诚而守。未得一炁以静心等待，得了一炁以柔和之炁养之，谦虚谨慎，切不可凶暴自大，小则倾丹，大则殒命。虚无生一炁，一即是精，一生二，精生气，二生三，气化神，神即是元神真意，二和三都是先天一炁所化，只有柔和养方得，着一点躁心，生一点暴气，

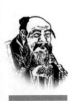
都不是先天，离道就远了。"吾将以为学父"，学，觉悟；父同甫，开始。我就拿损之而益、益之而损作为传道的开始。

先天一炁是柔和的，人处弱，谦逊、隐退都是一炁的特点决定的，而不是后天意识的阴柔、计谋、手段。老子的道是远离人心，在生命自然属性上说的，不是在人的社会属性上说，这是老子和孔子的本质区别。用人与人之间争斗那套后天意识解老子一定是错的。仔细追究一般人认为可以看懂的《道德经》里面的话，无论哲理、政治、军事、经济、艺术的解释，都是老子原意的第二、第三等后天意识的产物，老子的原意始终都紧紧围绕道德、一炁在说，不然为什么叫《道德经》？德是道德体现，是生命初始最关键的能量，老子在本元、本心上说是圣念，我们后天意识把德看成是人的社会属性的道德品质，是俗念。读《道德经》很重要的一件事，就是找出俗念和圣念之间的差别，洗涤清除俗念的垃圾。如此留意重视，八十一章下来，俗心逐渐靠近圣心，后天意识人心的垃圾逐渐淡化，浊气变干净，神才清爽起来而显神通。如果还抱着后天意识，误解老子没关系，你自己倒霉。给老子说的先天元神抹黑，你自己的元神就无当家做主的日子。在行文中，我尽量避免对以往后天意识人心解圣心的批评，因为我觉得后天意识的垃圾很不干净，应该少理睬那些东西，保持先天本元的清爽洁净。但是，读者一定不要忘记每个洗心的机会。

老子在这一章明确指出，得先天一炁，开玄关是传道的开始。其实，《道德经》始终都在说元气如何得，得后如何守，也无非一个虚无。得也因为可以做到后天意识关闭的虚静、虚无，守依然是虚无。

43 万两黄金换不得一丝真气

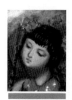

第四十三章 偏用

天下之至柔，驰骋天下之至坚，无有入于无间，吾是以知无为之有益，不言之教，无为之益，天下希及之。

这一章接上章，讲无为的益处。天下之至柔，清心静意，绝欲安神。不知有天地，也不知有身形，一气贯通，惟一真性叫"天下之至柔"。或意守，或心存，或取或就，吞吐后天，在皮毛上用工夫，终日劳苦身形，凝养后天，叫"天下之至坚"。修道之士，虚虚一性，真气氤氲，听自然之冲突，诸窍皆通，神室顿开，我之真道，从柔而坚，自然驰骋之至坚，哪里用得上心思劳动身形，叫"天下之至柔，驰骋天下之至坚"。柔，太和一气；驰骋，冲突；坚，指身形。以自然之真一，在体内运动，不需要人为地做什么。做到无心，不间断，空空一性，清静无为，时时刻刻，入于无间，自然真一上升，木来交并，虚无中会合，空洞中交感。如此景象，哪里是有为做出来的，都是从无为中得来。

我知道无为之中，如此之玄，如此之奥，空空洞洞，一个虚无，有益于我之神，不去言玄说妙，默默体会，心无为而身受益。如此之奥妙，天下希有之道！不但希有如此之道，也希有以柔驰骋之坚，以无为入于无间之人！不但天下人没听说过，以柔制坚，以弱制强，以无为入无间，不间

113

断地无为，达到如此超凡的效果，如此之道，哪里容易用语言说。

恍恍惚惚，其中有物，就是玄关一动，太极开基。一炁自虚无中来，它不是有形的，如果是有形的就有起止、有限量。这个无形的先天之炁，大包天地，细入毫毛，无微不入，无坚不破。这一炁原是天地人物生生之本，得之则生，失之则亡，虽至柔而能驾驭至坚，虽至无却主宰万物。古代神仙叫它药，能医治衰老和疾病，养育仙体圣婴，所以叫延命酒、返魂浆，又叫真人长生根。古人说，万两黄金换不得一丝半忽先天一炁，凡人得此炁长生可期。

你看一个人站在太阳地里没有影子，那就是神仙。你和他要金子，他手往石头上一指，石头就变成了金子。前面路堵了，他可以为你清道，指挥其他司机的大脑把路让开。人们觉得神奇，其实不必是神仙，就是普通人也可以做到。只要你一念真诚，立刻就得天德一炁，这一炁就唤醒了元神，信息的能量穿透一切。我们每个人的大脑都是被看不见的能量所控制，这个能量不管你叫它们隐态空间的生命体也好，本质都是这一炁。自己达到了一炁的场频率，你一着急说要迟到了，一定不能迟到，马上路就变得畅通起来。好像你指挥了很多挡在前面的车的司机大脑，也好像有个神仙替你去操控别人的方向盘给你让路。你的元神就是神仙，只是后天人心不了解不相信而已。元神的力量穿透一切，一念就到了美国，一念就来到几十年前，和你最敬仰的人在一起。没有唤醒元神你根本不知道什么叫幸福，根本不知道我们的后天意识心一关掉，元神带我们进入多时空的世界，才是真实的生命世界，哪里只是肉眼看到的极其有限的这么可怜的一点不幸而挣扎的物质世界。

老子用《道德经》八十一章希望唤醒我们的元神，打开慧眼，看到我们生存的地球不过像空中飘浮的一块石头。宇宙的精彩，不将人心培养成天心怎能领略？疾病痛苦、道德滑坡、人类面临能源枯竭等困境，都是因为不明生命真象，不知道先天一炁、德一之炁是每个生命的种子，也是生命的火种，这个东西匮乏，才会有疾病、缺德、不利、祸害等的产生。下游的问题出在上游，只有在源头上的回归，才能解决人类所有的麻烦和问题。所以，只有《道德经》能拯救人类。只有先天一炁之道、之德，才是宇宙之上帝，宇宙之神灵。

先天一炁因虚无而得，先天元神因虚无而通，六十四卦就是元神在人体能量盛衰的记录，黄帝内经几千年前就用元神把人体透视得一清二楚。元神当家做主的人，一念可以穿越三维空间，在宇宙、人类互动的整体观上，知道一切即将发生的事情，可以复原几百年、几千年我们没见过的景象。这个虚无之元神，好像没有，但可以穿透一切。无为的巨大好处，没入道的人，没得先天一炁、开启玄关、进入众妙之门的人，是体会不到的。无为之教是人类最伟大的教育；无为之益，哪里是用语言说得清楚的。道是在虚无的层面，一个盘子是个有形的东西，在器的层面。有形的，成了个东西的器，对俗人来说很好；对圣人来说，和生出形器的虚无来比，圣人视万物为刍狗，所有器的层面太局限了，毫无意义。而可以无限生一切的道无、虚无才是真正有意义的东西。俗人为了最低层的器、物质，耗尽了精气神和整个人生；圣人在道的层面，把生命都花在培养元神、锻炼元神上，用人身几十年的有限时间，让灵魂得以解脱，解决的是你与天地同寿的千万年的自由生活，进入宇宙丰富无限的生活中。圣人怎么会为低等的物质浪费自己的有限生命？物质的东西越简单越是养元神，节省元精的能量，给元神充沛的能量支持，去实现短暂生命的超越之长生。

我们都说珍惜生命，热爱生命，但是绝大多数人都在浪费、残害生命，用物质的追求一点一点地把自己杀死，好可惜，好可怜呀。

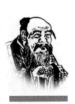

44 元精就是寿命

第四十四章　立戒

名与身孰亲？身与货孰多？得与亡孰病？是故甚爱必大费，多藏必厚亡。知足不辱，知止不殆，可以长久。

这一章教人用无不用有。对于生命来说，外在的名利、有形的物质的东西和生命本身，哪个亲哪个疏？哪个多？得是病还是失是病？有形的物质的东西，消耗的都是元精、寿命，当然内在的成长、元神能量的壮大才是亲，有形的物质的追求应该疏。有形的东西能有多少？有限的生命只能得有限的东西。但是生命的主宰元神修炼好了，你就可以成为永恒、无限，你想要多少就来多少。无限和有数的那么一点点，当然无限的多。得了物质的有害，失了物质的有益，益处在知道生命的重点在元神，我们活着是为了元神的成长，而不是为了几个盘子，几块水泥砖瓦。"甚爱必大费"，执著于物质享乐必然极大地消耗元精。想活好，结果活得一身疾病痛苦，因为元精在你所谓的事业奋斗中耗干了，所以说"多藏必厚亡"，流逝的是命。物质上有基本需求就足够了，不要贪婪不知足，那是最大的傻瓜。在物质上花的力气少，才不会侮辱我们这个生命，才不会带来伤害，才可以长久。这是生命的戒律，一定要遵守。不许杀盗淫妄酒是佛教的戒，法律是社会的戒，但是老子说的物质上知足是生命的根本戒，不分信仰人群，

116

都该老老实实地遵守。如此，世界就和谐了，人与自然就和谐了，自然就不会因为被过分掠夺而灾害频生，报复人类的贪婪与愚蠢。

名与身孰亲？名指有为的意识心；身指无为元神。举一意，动一心，即是名；关闭后天意识心，虚于灵，即是身。一意一心，顷刻千里，意去心驰，耗我之精；虚其心，实我腹，长我元精，这样想来哪个亲？内照返观与向外攀援，哪个疏？知其亲，明其疏，连我都忘掉了，哪里来的名？只知道元神，没有任何意识，才是道。

无为元神引导出来的先天炁和后天意识导引出来的后天气哪个多？后天意识操作出来的后天气，只能在身体的某个地方，非常有限，不能充满天地。无为元神，虽然是一己之神，但散而弥满乾坤，广大无边，一个元神可以分出多个分身，像孙悟空拔一撮毛，一吹变出很多个自己，前去远方替自己办事。聚则存于虚室，如此追究，谁多谁少？"得与亡孰病"，有为的得于名、得于货，与无为的亡于身、亡于神，哪个有害？

名指求其得，身指存其神。不虚心而求得，必妄心生；不无意而求有，必耗己神。神失名就实，名实而神随失。请想想名与身孰亲？货指后天谷气，身指先天清气。存心著意，谷气生；忘心绝意，清气腾。谷气不过存其所，透其关；清气窍窍流通，周身充塞。谷气存心意以养之，清炁虚神灵以蕴之。请想想哪个多呢？

得指用后天意识人为地得；亡指忘记后天意识，进入无念的先天状态。有意反而得不到，无意才能得一炁。请想想哪个有害？是故甚爱必大费，虚身是爱，惜灵是爱。爱则爱矣，必无中废除意识心，虚中废除人为的意念，灵中忘记身体所在，忘记一切。费之至，方为真爱。藏指养，多藏必厚其神，神清而知足，神凝而知止，神灵而知身。知身而不亲其名，知身而不多其货，知身而不为其病。不亲名，不多货，不为病，因身之清，神之灵也，所以没有麻烦和危险。如此亲其身，多其气，不病其神，可以为道长久。

45 活脱脱的一个清爽的真灵

第四十五章　洪德

　　大成若缺，其用不弊；大盈若冲，其用不穷；大直若屈，大巧若拙，大辩若讷，躁胜寒，静胜热，清静为天下正。

　　这一章教人中和。大成指修道入了门的人，先天元神现，先天一炁产，有了以后不要贪求，不要用后天意识守，随它自然转动宁止。好像缺而不足，其中妙用，任其天然，弊指衰竭，使我本来一点真灵永不衰竭，叫"大成若缺，其用不弊"。大盈指周身通彻，毫无障碍，先天一炁充满全身，好像每个细胞都在动，人像空了一样。其中玄妙，听其自然；其中妙用，任其无穷。大直指先天直上，贯于虚中，不要意取，听其自然，屈指不能。大巧指先天一炁全自动，左旋右转，行周天而合五行，其中巧妙不能言。语言显得那么无用，其中巧妙，难知难识，是它自然之巧，非我之用巧也。它虽巧，而我之心意若拙，随它动，而我心灰，叫大巧若拙。大辩，指先天一炁来时，我以心意觉之，叫大辩。这个辩，说不出，微觉就是大辩。"讷"字是个"死"字，它来时，我若不知，若不识，像死了一样，叫大辩若讷。

　　躁胜寒，静胜热。躁指后天谷气，后天气补足，谷气胜，寒不犯，内实则外不敢侵，寒不能入。静胜热，无心一作，可热不热。静心以待真阳生，真火熏蒸。脾土固，虚火不生；心地静，妄火不生；意宁，肝火不生；情绝，肺火不生；性定，肾火不生。一块真阳，诸火皆散，叫静胜热。清静为天下之正道，清而缺而冲，静而屈而拙，清静而讷，如此则天下正。正者，正其心，诚其意，绝其情，尽性而得命，叫"清静为天下正"。

人们习惯于看得见的有，所以抱住后天意识不放松。因为，你还不了解看不见的虚无空灵元神的妙用。当你看到了，一定会抢着扔掉后天人心，进入虚无的天心。举个例子，我在不知道老子的虚无时画的画，和知道了以后，时隔一个月或者一个星期，同样一张画，竟然是天和地的区别。心能够清静，你挥动的就是宇宙的力量，想什么就出来什么。如果你死抱住后天的意识心，像很多人画画，机关算尽，费尽心机，那也不过是自私狭隘的人心人欲，而你把自己清零，宇宙间一切能量都被你一念调遣，你就是一颗圣心，老子站在你的心头，你想要什么，老子立刻给你取来送到你想放的地方。

如果你能清静，你就是一股清风，活脱脱的一个清爽的真灵，你说我来了，那是你的真神来了。你去熟悉的菜市场，眼前的一切都是那样的清新，好像你第一次来这里，什么都充满新鲜。你的神活了，你就永远清新，谈恋爱也是永恒的蜜月。那种麻木不仁的左手握右手，是你的神没来，当下的新鲜你根本不知道。你活在过去的经验里，而生命之舟早已千帆过，你已经被远远地甩在了时间的后头，像个木头一样没有感觉，这就是抱着后天意识心生活的人的悲哀。你来了，就是你的神在，你才是真的在。站在画布面前，一上手，实际上是你的神上去了，出来的作品让你激动不已。你来了，就是你的神来了，任何一个行为都充满神性。你心中的任何一点困惑，都被神性的力量冲刷得干干净净。不会的功课，某个问题的答案都会自动浮现，心底的声音告诉你该怎样做，未来的场景你已经一清二楚，你生活得如神一样美妙，对有形的物质，人与人之间的牵扯，都可以完全地看破，果断地放下，一丝尘念不起，忘掉一切的清静，之后一切会自然运作，不用担心，不用焦虑，不仅身体，而且事业、经济等一切都会良好地发展，叫"天下正"。

忘掉、放下、清静、虚无，表面上是无为，但其实是更大的作为。因为能够静虚，你的洞察力百倍地提高，定力加深，再面对工作、学习时，你已经是个巨人。清静就是后天意识心歇，先天元神活跃起来，唤醒生命的真正主人，在人体的先天大智慧系统上自然运作，你就像神仙一样，任何方面都会很好。最大的问题就是后天人为意识的愚蠢干扰，不清除掉这个敌人，玄关休想开，任何方面都会麻烦重重。嫉妒心、攀比心、是非心、功利目的心，在这些心念作用下的场是乌糟杂乱的，四肢百骸都像台风袭来一样狼狈不堪。远离这些垃圾心，真的清静了，身体内部才会风和日丽，才有迎接道德能量进入人体的基本条件。玄关开启后，更要牢记后天意识心只是辅助，不能干涉、越位，才会令道德能量在体内生生不息。

46 有道指一炁混然

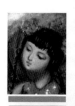

第四十六章 俭欲

天下有道，却走马以粪，天下无道，戎马生于郊。罪莫大于可欲，祸莫大于不知足，咎莫大于欲得，故知足之足，常足矣。

这一章教人降服后天意识心。天下指人身；却，退，避免；马指心猿意马的意识心；粪指垃圾，却走马以粪，比喻让马不要走在田地里以粪施肥。有道指先天一炁充满了的人，意识心驯服，意识的垃圾容易清理。不动念，何以走马？奸臣贼子、忠臣孝子、义夫节妇、暴君污君、仁君圣君，皆从心造，叫走马。念不动，心亦不动，念动则心生苗，心生苗，叫以粪，善恶俱从心出。

天下无道，戎马生于郊。没有接通先天一炁的人叫"天下无道"，这样人的心如脱缰野马外驰。恶心生而多欲、不知足，不知足，怎能无祸？有祸身必亡，因不足所招。所以知足者，无罪、无祸、无咎，如此之人者，知足常乐。知足者，大而常足天下，次之常足一国，再次常足一家，至小常足一身。类而推之，知足天下治。知足，叫天下有道；不知足，叫天下无道。知与不知，皆出于心。

天下指人身；有道指一炁混然。走马以粪，去心寂然不动。我之身，一炁混化，寂然还空，叫"天下有道"。天下无道，是心性不定而乱驰。郊指心境；戎马指野心。想这想那，戎是操军之马，无休息，终日搬弄，

内
在
小
孩
解
道
德
经

46
有
道
指
一
炁
混
然

不归清静。终日盘算，心不闲，叫无道。罪，毛病的意思。可欲，想不死。终日盘算如何长生，殊不知反生病。不欲则不病，所以罪莫大于可欲。祸，死的意思，今日念，明日求，日夜无宁，有限阳气日渐耗光。因求足而反生不足，所以死。取祸之端，莫大于不知足。咎，害的意思，今日欲起，明日欲来，殊不知注意的都是后天，而反生害。清静自然得，何必欲得？所以说咎莫大于欲得。清静者故知足，知足者常足，而不死、不病、不害，因其不欲知足，不欲得，而浑我之一炁，保一身，养我之虚，固我之铅，灵我之性，而返我之汞，为有道之天下，收束其走马，降伏其心性，常足以寂然不动，养我浩然，而返于寂，尽性而得命，一炁豁然而贯通，故无病、无害，亦无死。因其清静而不欲，空洞而知足，虚灵而不欲，得如此，方为有道之天下。无心道士，方合太上本旨，教人去心知足。

有道的人，心是静的；无道的人，心像野马。所有的麻烦、负面的东西，都来自阴我意识心。人的本心和阳我之心，都是向内的，是人体自然之道的操作员，比如心跳、营养传输等，都在自然运转，本心与自然宇宙一体，使人体像大自然一样和谐完美，拥有无上智慧。阳我是善性能量，虽然属于后天，但是属于仁德能量，还是无为的，因此对人体只有利没有弊。阳我居于肝，属三魂管辖，主人之生。而阴我意识心是向外的，后天的，人为的，对自然人体的所有害处都来自于它。贪婪和不知足，这两条就是阴我后天意识心的终生使命。它不仅用六根向外消耗先天元精——人的寿命与健康的保证，还把生命囚禁在狭隘的物质世界。生命的更多精彩，我们只是在后天意识心不得已歇了的睡眠中，才去神游太虚。把元神去观光的地方叫幻境，因为后天意识心的障碍，我们理解不了，摸不着的所谓虚幻世界。如果你在白天醒着的时候，能像老子说的清静下来，把意识心关掉，元神就会带你进入肉眼可以看到、可以感觉到的隐态世界。你一念真诚地呼唤观音，观音就坐在你对面和你微笑、聊天。不是什么穿越时空，不是什么多维空间，本来就是都在同一个空间。无数看不见的生命和我们生活在一起，我们的心灵、元神喜欢谁谁就和我们在一起，在保护我们。解读

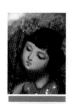

无形世界的很多信息，会知道哪些是已经变化成了器，成为有形的物质在我们面前；哪些是正在变化，从无生着有的；哪些是未来一定会变成物质、有形出现在我们的生活里。

关掉愚蠢的后天意识心，就会通有入无，看到多劫的因果、姻缘。道德的滑坡，瘟疫的流行，都会因为在生命真相面前，自然地把人们教育好了，从而得到改善。能关掉后天意识心，一定能接通天地大元气，成为天下有道之人。用得先天一炁把生命从根本上治理好了，比孔子的礼——社会已经乱了来用理法控制好上万倍。道德的回归，生命本元的回归，把每个个体的身体、心灵都治理好了，社会自然就和谐安定了。

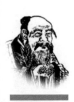

47 沉浸在虚无大窍里

第四十七章　鉴远

　　不出户，知天下，不窥牖，见天道。其出弥远，其知弥少。是以圣人不行而知，不见而名，不为而成。

　　户指虚中之门，不出户，是一炁常盈丁户，空洞而不觉。"知天下"指诸炁朝元，通彻万方。不出户，昏昏不知其门，默默贯通六合，人天同理。牖，窗，指虚无一窍，寂寂然而道存，与天相符，与道同体，叫"见天道"。不出户，知天下，即是从修炼角度解《道德经》的，也是后天意识心的说法——神仙不出门知天下事。其实老子说的门户是指虚无的大窍，沉浸在这个虚无大窍里叫不出户，天下指体内的四肢百骸、五脏六腑，一炁贯通，无处不到。不窥牖，见天道。连这个大窍也忘记了，就与自然之道合一了。这讲的是开玄关通先天一炁的情况，人入虚无，虚而愈虚，一切都不知道了，忽然一觉而动，天地的大元气与人身的小元气接通。道是虚无生一炁，一炁在体内出现，就是见道。天道在人身上有了确凿的感觉，见是显现的意思。入静进入恍惚杳冥，连打坐也忘了，自己也忘了，达到静极生动之静极，天道一定显现。

　　其出弥远，其知弥少。其，指道；出，指渺茫不知所有，空空一性。道充满宇宙，越静而越玄，更清而更妙，一静充塞天地，一虚包罗乾坤，

124

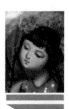

道越出而越弥，更出而更远，一灵虚于中，无不照察，无不通贯，叫"其出弥远"。那种感觉是自己放空到极其遥远的太空，日月星辰，山川河流，城市乡村，一切都包容在其中，神变得无限大，你好像进入深度的静定，但是，周围的一切你都一清二楚。静于道不见其道，穷于玄不觉其玄，不知何为道、何为玄，叫"其知弥少"。观音《心经》说色不异空，空不异色，色空两忘，浑然物化。无知是元神，有觉是元气，这两个化一，一则神，你在这里，如果你牵挂国外的亲人，你一个念头穿越空间，就清楚地感应到他在干什么。这一炁可以通万，所有的生命都是一炁所生，你通了一炁就可以了解一切你想了解的生命动态。

修真之圣人，清之静之，不行而知道之来；空之洞之，不见而强名曰道；无之虚之，不为而道自成，才是不行而知，叫真知。不行、不见、不为，性融于命，命存于性，从无中所得，得后还无，与道合真，而洞湛寂成，叫知天下、见天道，名其道而成至道也，所以弥远弥少，这才叫做成道。不行、不见、不为，真心现。圣人修之，如此其知、其名、其成道真矣。

老子说的是太上无为法门，一切都是因为虚静而自然得。能真静了，就是道的品格，就会开关展窍，接通人天一体的永远用不完的能量。不要想着开玄关，更不要比较说你怎么开了，我修道多年还没开，于是生出一个急迫的心。他干什么了，他作了什么贡献，老天爷就给他开了，我也要做功德，老天才会眷顾我。这些都是人欲、人心在忙活，把这些都歇了，人心死了，道心才会活。死心死意，把自己变成像一棵树，沉静得好像不存在。什么都不要忙活，连怎么让妄念消停下来也不管，只是放松。更不要依赖别人，想找个师傅帮你。越找越麻烦，你的虚灵要独才会显现，才会带来一炁。修道是自己的事，道就在自己身上，向外边找不到，就在心头，心一空，灵就活。想开窍、找师傅、攀比、急迫都是后天意识心在忙活，都是心不空，元神因心不空而被囚禁深宫，除了这位真人，没有谁能把天地的大元气即道德能量带给你。明白了这个，关起门来一个人更容易自然，

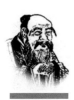

从一举多得的胎息的路子摸进去，很快就能感受到一炁之动。一炁本来在每个活着的生命身上，只是因为不静感觉不到。打坐十几年也开不了玄关，那是因为只是表面的静，内心的执著没有片刻放下。放下屠刀，立地成佛，放下人为意识心的屠刀，立刻可以感受一炁周身运转。

48 取天下就是修身入道

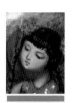

第四十八章　忘知

为学日益，为道日损，损之又损，以至于无为，无为而无不为矣。故取天下常以无事，及其有事，不足以取天下。

这一章教人归于混沌，忘掉知识。后天意识的学习，博览群书，日益多知多闻，才会熟能生巧。但是，修道是进入人的先天慧性系统，是像剥笋一样越剥越少，最后剥到无，日益减少才会见道。多了解的知识容易让人心思忙乱，反观内照，一心内守，知道得越少，越容易入静。道者，混沌之体，以清静而用之，湛然一炁也。后天意识心关掉真心才会显现，意无其意而真意存，情无其情而真情寂。空性以立命，养命以还空，若亡若存，一炁充塞，窍窍流通，其光日现，其妙日玄，玄之又玄，真道乃见。这个是道，仰而不学，俯而不能就。若说远，目前可得；若说容易，好比登天。瞻之在前，忽焉在后，窈之冥之，其道难见；空之洞之，其功易成。只有灵虚不昧，神藏于室；实之则神驰于外，要似守非守，虚守守虚。

无人无我叫损，心如死灰，内有性存。层层剥笋，剥到尽头，只有虚无一真性，修道至此，神妙莫测，变化无方，聚则有，散则无，想一就一，想万就万。修道就像吃甘蔗，行一节丢一节，吃尽丢尽，总是只有一。"德惟一，二三则昏"，有二有三就是心昏而道不凝。瞻前顾后，或者过河不丢船，或者朲没来意念走在前面企盼，这是修道的两大障碍。要即此离此，当下是真。

天下指身，取天下就是修身入道。有事就是有为，无事就是无为。凡取天下者，淳化之风、无为之治，窈窈冥冥，湛寂若清天；空空洞洞，清之若深渊。以无事而取之，天下自来服。人之心清如水，人之性湛如天，则诸朲朝元而合一，混沌打成一片，空其心，通其性，灵其神，抱其命，熔铸一个空洞镜子，照物无不彻，光明冲射万方，乾坤为我有，天地为我无，阴阳合一而虚灵以存之，这是无事。

心念上若有毫发所染，丝须挂牵，则为有事，不足以取天下。为道者，不通百脉，不见光，不开玄关，真性不见，元神不当家做主，难以降伏诸朲。此章叫人去聪明之心，驰骋之意，贪欲之情，若愚若蠢，死心灰意，以损进道。虽是无为尽性，无不为而立命。无不为，是没有不为之道，静极而动，是无不为，动后返静，是无为。从无为而到无不为，再从无不为而返于无为，如此，何患道不成，天下不取。

修道的通病就是有事取天下，打坐、意守、搬运等，在有为上忙活，老子告诉我们不忙活才能取天下。为修道而忙活心就没有空净，心不静神不活，真一之朲不生，连道门都入不了。心不忙，事才不忙。心没静到一定程度，玄关根本不开。人际矛盾，是非恩怨，爱恨情仇，功利目的，后天意识的各种执着，像一个个死扣在心上打结，当你把一切都看淡了，都虚化掉，明白只有一虚灵是真，虚才是真，心头上的死结就一个个解开、松掉，内心一丝不挂，没有任何挂碍，如万里无云的晴空。你会因此变回单纯、质朴，变得敏感、真诚。在这样的心灵基础上，即使是第二等的金丹有为法，也是因其生而生之，不是先有意念导引朲的上升。要随其降而降，不是意念先导。采药炼丹，都是纯任其自然，没有半点造作，虽然是有为，也属于无为。

先天一朲通了以后，一个东西来了你就有一个知觉，性光生起，朲冲关窍等，一觉之后立刻忘掉，那就是先天元神元意识。如果你一分析，一

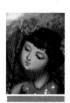

琢磨，那就是后天意识。后天意识一起，炁就不纯，或者干脆消失。要像狗熊掰棒子一样，一个觉知都存不住，总是只有一个，没有第二念、第三念。随时有随时损掉，忘掉，这是学道、修道。如果拿昨天的经验去套，希望今天重复，那更是错。今天的外场一定和昨天不同，像时间一样不能重复。你的内场变化不过是外场的折射，像时间一样，永恒的全新。这个先天一炁的道德能量，只要你接通了，就会不断地把你变成孩子。

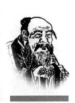

49 善养虚无元气自然来

第四十九章　任德

圣人常无心，以百姓心为心。善者，吾善之，不善者吾亦善之，德善。信者，吾信之，不信者，吾亦信之，德信。圣人在天下，歙歙焉为天下浑其心，百姓皆注其耳目，圣人皆孩之。

这一章教人洞烛常虚，光明内固。圣人指元神；常心是世欲之心、知识之心。神静真心现，所以圣人无常心。百姓指气，气固，真空虚灵之心出，如天之无心，实有心存，叫"以百姓心为心"。圣人之心元神，空空洞洞，了了灵灵，无物不容，无物不照，如镜止水，精光四射，物来则应，过去不留，当前不沾滞，因物赋形，随机应变。元神随着元气走，叫"以百姓心为心"。修道修身，不外元神元气，无心就是虚其心，虚自生神，道自生气。元神生，修道有主，静守丹田，调养元气。

善，指淳化、真常清静，我得妙，所以善之。不善，指尘凡外物，扰乱真道，我也用静治之，不乱我之本来，清静虚神，淳化混然，我也善之。有元神就有后天意识的识神，有元气就有后天人为之凡气。最初岂能不动他念，不动凡息，但是养静既久，元神必生，元神出现我用平常心对待，杂念除不净，我也以平常心对待。元气生出，我以和气对待，元气未生，我也以和气对待，如此下去，没有元气生不起来的。元神被识神遮蔽，就

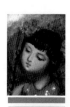

像镜子被灰尘遮盖,不擦镜子怎么能亮？元气藏在凡气里,不知道水中淘金,元气就白白流逝。但是如果识神不退位,元神、元气都无法出场。生一躁心,越是想让元神为主,识神反增长它的气势,休想见性,元神是性。越是想元气做主,越是凡气猖獗,休想见到命,元气是命。

"德",有德之善,我之真灵不昧,静极而量弘,天地山川,无所不容。量弘则德重,如天之德,上德不见其德,叫德善。没有分别心,无大不载,无小不包,美丑善恶一切都包容,一切我都以一虚静待之,叫德善。信者,时至而到,我得静之妙,信其玄;不信者,时未至,坚心清静,必候其至,我也信待之,如此之淳德,德信也。

圣人之在天下,指元神返室。元神归于室,常歙歙然。歙歙是无人无我之境,为天下浑其心,虚中不昧的意思。一气浑然,百姓皆注其耳目,一神虚无,而圣人皆孩子,宁神混沌,凝其虚中,神凝于气,气怀于神,神气合一,运用于虚中,空空于身外,叫"百姓皆注其耳目"。圣人无常心,真孩也,霹雳一声,虚空粉碎,飘飘荡荡,不知天地而我内有天地,不运五行而我自然转动,不知其身而真身见,不知其心而真心明。真身见,真心明,圣人物外之神,常心泯灭,即是成道。

修道者谨守真常,善养虚无,元神元气自然归来。若是动后天意识,不修还好,越修离道越远。

50 元精是人体的德一能量

第五十章　贵生

　　出生入死，生之徒十有三，死之徒十有三。人之生，动之死地者，亦十有三。夫何故？以其生生之厚。盖闻善摄生者，陵行不避凶虎，入军不被甲兵。凶无所投其角，虎无所措其爪，兵无所容其刃。夫何故？以其无死地。

　　这一章讲外其身形，求身外之真身，无生也无死。生死一阴一阳盈虚消长，进退存亡，如昼夜运行不息。凡有生必死，生者死之门，死者生之户，生之徒十有三。出生入死，出的是什么生，入的是什么死？出离有心之生，进入无心之死，生死指的是心。如果你的后天意识心还在活跃，你的生命的元精就被消耗，叫"生者死之门"，如果你的后天意识心消失，完全用元神当家，元神是与德一在一起的，你的元精即人体的德一能量就会生生不息，叫"死者生之户"。三生万物，成也萧何败也萧何，生也因为三，死也因为三。遇阳气而生者十有三，遇阴气而死者十有三。有阴阳就有生死，只有返本从生万物的三回到阴阳二再返还到德一，才是绝死地。归一离三，不受阴阳制约就可以无生无死。"人之生，动之死地者"，人纵情肆欲，竭精耗神，总是把生命置放在有心、有为上，因此就时时刻刻在走向死地。

　　生生者，生一气之真，忘其生，即忘其死，不待穿凿，归于自然。三个十之有三，三三之数，老阳之体，去九而归于一，乾卦纯阳之体。九指阳，指金，阳金之数，返而归一，叫十有三。死之徒十有三，用有为的方法求长生，妄作九转之行功，不能归一，而返闭阳金。凡落于有为，必然伤生就死。什么原因？生生之厚，求生之心切，以有为意识心的参与，反而更耗费元精，死得更快。民指气，气生则生，气动则地见，气见阳金生，金生而动，动则九数纯纯而返一，不厚生而生金矣，没有意识参与，纯元神运作，才能生金。

　　盖闻善养生者，忘其生亦忘其死，俱从无心无意中而长生，有心则铅耗，元精能量损耗；有意则汞竭，元神能量枯竭，铅耗汞竭则死矣。因有为求生反死。"善摄生者，陵行不避凶虎"，真龙真虎见，有为之凶虎则不遇，因其无心也。军指性。入于性，则不避兵戈。兵戈指刀圭、己土、戊土。性定真心见，二土自然归中，哪里用有为，连身也忘了。身心忘，天地自然交泰，凶无所以投其角，虎无所以措其爪，兵无所以容其刃，因其忘我忘形，凝神定性，气和而得命，人体内天地清静。返于虚，归于空，神灵气息，惟有存性。凶虎兵戈，安能得害？没有死地，因为不入于术而常虚。有术必死，无术必生，修道者不能行术。圣人炼性立命，聚则成形，散则成气，日月随我斡旋，风雷任其驱使。猛兽、兵器怎能伤害无形？只有无形者能制有形，有形怎会制约无形？

　　我们每个人身国当中，就是一个生死的培养场，随时随地在产生着形形色色的生与死。心念的起与灭，是生与死；情欲的起与消，是生与死；身根的起与缩，是生与死；阴阳和合中同样存在着出则生，入则死。先天精与后天精的转化，精化牵引气动和神动，心神动又引起气动和精动，精动又泄真气与损耗心神，其中所出现的出生入死几人知啊！先天与后天之间的出生入死，精气神三宝本身的出生入死，它们这种相互之间的出生入死，它们每一环节的出生入死，都是人类最常见的，"百姓日用却不知"，虽在生命活动中历尽了出生入死之常，频繁地在导演着、表演着出生入死，却浑然不知。

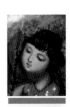

一个念头的生灭，你无法阻止它，但是可以做到不提供死地。元神为阳，后天意识心的识神为阴。关掉了意识心，阴阳二者把阴拿掉了，就剩一个阳，就绝了死地。道的上面是不自生的、无生的、不生不灭的。回归德一，跳出阴阳二的制约，就是断了生。进入无极，沐浴先天无为的至道和淳厚的德一能量，性体与命体才能离生脱死。

生死对不修道的人来说是大事。元神得不到最低的元气能量支持时，就会离开肉体，就是一般人的死。元神在头顶泥丸宫，俗人的元神一动就不妙，就是告别人世。而真人则是利用有限的人生提供的物质元精能量，将元神锻炼得可以自由出入肉体。大功告成，这个肉胎不再需要了，才从夬卦到乾卦，阳神出窍，聚则成形，散则成气。吕洞宾是唐朝末年人，到明末还有文献记载他亲自传道给张三丰。这些神仙、真人就是善摄生者，道高龙虎伏，德重鬼神钦，你看观世音骑龙骑虎，说的就是道高德重。我们能虚静守身，开玄关沐浴先天一炁，养虚神是人生最大的意义。如此就可以自由掌控生死，十分之一的人可以进入不生不死的永生，每个人都有希望。

51 本来属性是道生德养

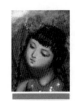

第五十一章　养德

道生之，德畜之，物形之，势成之。是以万物莫不尊道而贵德。道之尊，德之贵，夫莫之命而常自然。故道生之，德畜之，长之，育之，成之，熟之，养之，覆之。生而不有，为而不恃，长而不宰，是谓玄德。

这一章教人不矫揉造作，听其自然渐进。尊道贵德的本意不是人们通常的概念，以为是社会层面的遵守道德，并且是人为的，有意要去做的。老子的意思是说生命的本来属性是道生德养。道、德、物、势，从无形到有形的诞生过程。道、德是人体的先天部分，物、势是人体的后天部分，看得见摸得着想得出的那部分。人也好，动植物也好，万事万物也好，都是这样生成的，长之，育之，成之，熟之，养之，覆之则是具体的过程。从无到有，长大了，开花结果了，再返回到无，循环往复，在有无的螺旋梯子上步步登高。

道是虚无生一炁，入静空之又空，静极生动，生出一炁，叫道生。一炁就是太和之气，德一之炁，道从太和而生，生而不舍，叫蓄。蓄之若有物，空其灵，虚其实，畜而成形若有物，此物旋转左右，冲突上下，若有势，叫金液。物成万物无不化生，炼就纯阳之体，化出一寸金娃，飞出体外，养成金色法身，都是在有无的循环中完成。万物因无而生，万物莫不尊道；

万物本太和一炁而成，万物莫不贵德。

凝神于虚，杳杳冥冥，一元真气产出，叫道生。道生后以静养之，一真在抱，万象咸空，勿忘勿助，叫德蓄之。这个一炁之中到底是什么？一炁中含阴阳，阴就是性，阳就是命，是人的后天心肾的先天名字，也是先天形态，性就是元神，命就是元气。关掉后天意识，忘记一切，性光闪，元神现。元神自动抱恋元气，二元阴阳合一，就有静极之动的产生，这就是天地的大元气，无穷无尽。人的原始能量随后天的消耗，特别是成年人基本都在匮乏状态，只有盗天机，以宇宙无尽之元气补我有限不断流失的小元气。

要盗天地元气，必须开玄关。清楚天地的玄关，个人的小玄关就开了。鸿蒙未判之先，天地初开之始，混沌未凿开一窍，人入混沌，恍恍惚惚，忽然感觉一动，真机自然动，这正是天地元气，也是个人元气所在。就像冬季，群阴凝闭，万物退藏，忽遇冬至之阳回，一阳微弱而动，叫道生之。人的意识是阴，这个阴一退位，阳气就开始产生。生出来的一炁既有元神之性，又有元气之命。性是人体的道，命是人体的德。生出来久久蓄养，气势日渐充盈，从微阳的冬季走到茂盛的夏季，就是德蓄之。我们的肉身不过在形、势的层面，人体的后天层面。要维护好人体，后天的养生只是表面的，越忙乎越早死。必须在人体的先天做文章，在道、德的层面努力，在人体的根部动手。

人的根在天上，根长在土里。人的土在人体上部：两个耳朵、两个鼻孔、两只眼睛，一个坤卦。人的天在人体下部：一张嘴，一个肛门，一个生殖器口，一个乾卦。坤在上乾在下，人体本来是完美的泰卦，天地交通，阴阳交感。是因为不自然人体交通才阻塞，不自然的罪魁就是后天意识心，有为的那些做作。吕洞宾祖师说："一日清闲一日仙，六神和合自安然。丹田有宝休寻道，对镜无心莫问禅。"妄想执著的心一放松，内天地、外天地就自动交合、融合，一有人心就破坏了人体自然之道。弱化人心并不是不做事，而是对镜无心地做事，不仅没耗元气，还增长了元气，元气才是真命。

莫之命而常自然。命者，动也，静极而成道，自有命存。道常出于自然，不是人为的动。自然之中，道自然火发而生之，若有以蓄之。我以自然之气，内和太和而长之，蓄清虚而育之，体静而成之，无为而熟之，不动而养之，以气还元而覆之，故生而莫知其有，为而莫知可恃，长而不见其形，叫不宰。虚无之道、太和之德，杳杳冥冥，若有而不见其有；空空洞洞，若存而不见其存，叫玄德。一炁自生、自运，完全出于自然。即使是人为的辅助，也是顺气机之自然，叫为而不恃。元神自然会告诉你该做什么。元神无形无相无声无语，这个无为之主人以自然无为在主宰着，有主而无主，无宰而有宰。如此修道，道日生，德日育，道日深，德日盈，叫玄德。虚无之道生出德一之炁，从无到了有，有了依然用无为自然来蓄养，叫养德。

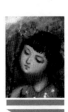

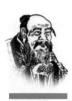

52 大元气是不生不灭的

第五十二章　归元

天下有始，以为天下母，既得其母，以知其子。既知其子，复守其母，没身不殆。塞其兑，闭其门，终身不勤。开其兑，济其事，终身不救。见小曰明，守柔曰强，用其光，复归其明，无遗身殃，是谓袭常。

这一章讲的是返本还元。生命的本元就是宇宙的大元气。世界上的万事万物都由道、德、物、势四个层面组成，能看见的、能知道的已经在物、势的层面，有生了就必定有死。但是大元气是不生不灭、不垢不净、不增不减、空而不空、至神至妙的，是天下万事万物生生不息之始气。闭目内观，在头部的外空间，一个透明紫色和橄榄绿色的动态的太极图，中间有个透明白色的圆，边界极其柔和：大到无限大，无内无外，一直不停地缓慢旋转，这就是宇宙大元气；小到身上的每个细胞都是精微的旋转小太极。它们同频共振，大元气好像是母，人体小元气好像是子，母子和谐相育。这就是人和宇宙之间全息联系的关键。大元气也叫灵性，人的灵性从宇宙的大灵性分化出来，进入人的形体就称为性。人的先天元神，这个性有定数，数尽则死。人出生前在哪里，在虚空中，在宇宙的子宫里。人出生后，这个有限的形体真正的主人，就是这个先天灵性元神。她是宇宙之母的孩子，这个孩子吃上母亲的奶，就会超越投胎时的定数，最少的寿命 120 岁；

吃上这口奶，一生健康无病痛。古人说万两黄金不换一丝半毫的先天一炁，人体自身的金丹药王。这一章讲的就是怎样吃，先要明白什么是本，什么是末，以守本来守末。

天下指肉身，有始指一炁之初，这个肉身是一炁来，经过父精母血长成人，在一炁来之前，即有灵性，灵性就是万物之母。一炁来后，形成了性，性即是子，人的先天部分都是由性主宰的。人入虚极静笃，恍惚杳冥中，生出一动，宇宙大元气在人体的出现，就是母气。这个母气是入静后意识心关掉了，虚灵元神显现，子抱母气，这是站在人体外说。站在人体内部说，元神运作的先天一炁又是人体的母气，也叫阴精，这个阴精易散，用先天真阳才能留住它。先天真阳叫元精，是性能量的动力源。性感炽烈却没有性意识、性欲，叫元精状态。真阳之火一起，瞬间上腾到泥丸，与阴精化合，形成甘露——舌根下的甜水，沿任脉下降，在中宫神室文火调养先天真一之炁与至阴之精，母气、子气化合为丹。

既知其子，虚无生出一炁，依然以静虚待之，复归其性，叫复归其母。比如惊蛰前，草木禀性未生前，已经有先天之性存在。清明节后，渐多生意，枝叶萌动，这就是草木的子气使然。夏茂秋落，有霜雪杀之肃之，生意尽，只有性存，含养于内，寂然不动，而又待来春，这是复归其母。好比修道者，一炁融性，清静而生一炁，就是母炁。这个炁与体内的真阳结合，左旋右转，上下冲突，而为金液，就是子气。为什么叫金液？头部为乾，真阳上升抓住头部的阴精一起化为甘露下降，乾五行属金，这个甘泉神水是返老还童的基本材料，是金不换的好东西，所以称金液。入虚静待静极生动，动而复静，随其自然，不待勉强，自然天真，这就是知母知子，明本识末。

复守其母，依然入静。静就是母，越静炁越壮，入静后不知道自己在哪里，不知先母后子，先子后母，近于真常之道。真常之道，在于湛寂，没身而不殆，殆，忧患。入静忘了身体的存在，先天一炁就把身体喂饱了身体怎会有忧患。这个母气、子气已经在身体上运作了，像气球充了气最怕漏气，一个针眼大的洞气球就扁了。人的六根向外就是漏气孔，要统统关严。兑是口，

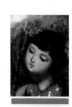

塞其兑，寡言惜气，说话耗气，内境不出。门指耳目，无听无视，心灰意绝，无所摇动，外境不入。闭其门，塞其兑，终身不用忙乎，这样的状态和道很接近了。下一步的功夫是对镜无心，开其兑，真气也漏不出去。如果六根都关闭炁还是凝不住，露泄真气，终身没救。

见小而不贪，入无而不有，虚其神，和其气，益其精，皆化为空，则内外通透，通有入无，有形无形之间没有隔障，性光生起，照见一切微小的东西叫明。守纯一之中和，不知人我无贪求，退藏幽境，真阳发动，周身酥软如绵，守此至柔之炁，不加一见，不参一意，久之自有浩气腾腾，叫"守柔曰强"。元神本来是光体，在真阳的支持下，在中宫放光。看标准的佛像背后都有金光，就是人的灵光。

用其柔和之光，复归于见小之明，则知天下万物，有母必有子，有子复归于母，是说静而动，动又返静。如此，柔和之光，内外虚白，冲塞天地，肉身得到了最好的养育，哪里会有殃祸呢，"是谓袭常"。袭指时时不闲，念念常存，须臾不离一炁。命体的丹光，也是心明、性明，照见大千世界。总之，知子守母，开始母恋子而来，继而子恋母而住，后来子母和谐化一，灵光闪现，最终光炁化掉肉身。生命的虹化现象是人体科学的重要研究课题，人化一道光而去，一灵独耀于太空，才是真正的复归其母。

53 瑜伽动作是人与天沟通的天语

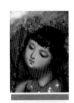

第五十三章　益证

　　使我介然有知，行于大道，唯施是畏。大道甚夷，而民好径，朝甚除，田甚芜，仓甚虚，服文彩，带利剑，厌饮食，资货有余，是为盗夸，非道也哉。

　　这一章被误解得很厉害，什么大道很平常，人们喜欢奇异，朝政颓败、田地荒芜，穿着华丽的衣服，佩戴宝剑去炫耀，不是真道。这是典型的以人心解老子，没有搞清楚生命的先天（道、德）和后天（形、势）。老子的"道德经"就是给我们打开人体的先天部分，先天的元神才能操纵元精，人体的先天能量才会被释放出来。学者或者虽修道但人心还很重的人解经，都是后天意识的东西，不仅对打开先天大智慧系统，进入人天一体的玄妙之门没有帮助，反而更增加了障碍。这些东西淡化、消失，本心才见，元神才现，元精才产。所以不要用"仁者见仁，智者见智"来和稀泥，人心是修道的唯一障碍，凡是用人心解，说这个我的经验里有，拿出来往上套，全是错的。十年前遇到一位大仙老太太，她说的一些听不懂的话里，全是天机，她毕竟是俗人，有时候明显有她的意识形态掺杂在里面，往往不准。我当时就有体会，人话不要听，都是没价值的垃圾，她说那些奇怪的话，里面都有真理，非常道，就是先天思维的东西。

　　"使我介然有知"，我指身外身；介，微小的意思。使身外之身，介然湛寂，湛寂中有所知，知就是觉照。观音《心经》中照见五蕴皆空，恍恍惚惚，有形的物质世界虚掉了，自己和万物合一，自己成了一个无限大的虚体，只有一灵独存，叫"使我介然有知"。如此觉照行大道、顺自然之施，时时谨慎，深息常守，不敢放逸。那个时候是深度入静的，突破了这个物质空间，神的系统完全敞开，大意不得，否则一个惊吓，三魂七魄哪位被吓跑了都是大麻烦。或者各界众生来打招呼，也是干扰。只有谨慎守在虚无大道上，才会平安无事，叫"行于大道，唯施是畏"。

大道是天地正气，如天之无言无动，轻清至高，虚静至灵，没有奇异处，平常而已。大道与天同体，也是甚夷无奇异，平常而已，没有作为，静以待其自动，随一气周流，静则径生。民指气，径是气运行的经络。能静经络畅通，气随其经络入虚无。气静则和，气和则定，气足真一之炁生，经络里的炁积蓄满了似的，爆发出来，腹部肾海如火发，火发上升，先天真阳之火现。本人相册里的红绿人系列，红就是先天真阳，炉中赫赫长虹，体内真阳充满，这才叫做"而民好径"，炁足了自动找出路。

"朝甚除"，朝指一气。气升除息，真气起来，口鼻的凡息几乎停止了，叫"朝甚除"。田指身，修身要无丝毫挂牵，把自己看做一块废弃无人耕的田地被遗忘。把肉体也看得非常淡。修道的人，舍身修心，心修的灰，芜身道日益。身看得重，道在哪里？身重心动，求名求利念出。轻肉身真身（元神）存，身存即道存；重肉身真身亡，亡其真身，道在哪里？叫"田甚芜"。如果你知道生命的真正主人是元神，她需要清静、简单，你的生活方式就会发生改变，住得很普通也觉得很舒服，吃得很简单，几乎有很稀的粥就够了。除了生存所需的工作外，人际关系也几乎降到零。一切都很清淡，这样的生活为的是养清神。只有神才能调动炁，调动能量，前世带来多少，调动谁来从无到有，实现人生使命。神的力量决定寿夭祸福，神清才灵，才会自然运作一切。一般人都是主仆颠倒，主人被仆人累坏了。

仓指无名无处，虚空之室。虚心静意先天生，先天生仓才开，虚室生白，人才知道元神在神室里。她的屋子金光、五色光闪烁，世界上的所有色彩

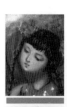

也比不过，这时才领教了道之妙，叫"仓甚虚"，也是历代祖师所说的"虚无窍"。见道的人描述说："心静而性明，意清而慧觉。息深忘我，空我忘形。一气才生，火发乃见。"服文彩，服指丹，丹是保身之珍，服装是护身之物，以服比喻丹。文彩指内五行，五气采光，虚室生白，虚中见丹，丹成于三色云气之中，照彻天下，保我之身，叫"服文彩，带利剑"。先天生，慧光现，厌饮食，厌指无心，饮指金液，金液有物叫食。入静无心，真一之炁在体内运转，就是我在吃在喝，吃炁喝炁。"资货有余"，货指神，神气足而有余，叫"盗天地阴阳之道兮"。"非道也哉"，后面暗含了一个错字，这个不是大道，就错了。

这一章描述证道的过程，天地的大元气与人体的小元气接通以后，关掉肉眼用心眼、先天慧眼看到的生命内景。我们习惯了看外在的东西，或者如小说家描述的心理的东西，老子展示的是人体先天状态，即尊贵的道德能量出现在人体时的状况，人与天相通、合一的状况。人体尊贵的先天状态，一是元神，一是元精。我那套坐在一片树叶上，坐在小鸟拉的车上，凌波仙步走在水上的小轻灵，画的就是无比轻盈、本色的元神。红绿人的红就是先天真阳之炁，绿色是木，代表生命，木生火，先天能量发动后的人体状态。瑜伽的姿势都是人与天沟通的天语。人的肉体像个影子是假的，里面的元神才是真人，所以上中下丹田里的圣婴都是画的肉色，结丹时的虚室生白、五色光等，是生命先天能量激发出来的状态。描述历代祖师真人证道的内景的几个系列油画，都是在不知内丹是怎么回事时画的，很符合老子的"田甚芜"。这就是自然，元神感应来的。道就是一个静字，静后入道，通神达灵。

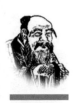

第五十四章　修观

　　善建者不拔，善抱着不脱，子孙以祭祀不辍。修之于身，其德乃真，修之于家，其德乃余；修之于乡，其德乃长；修之于邦，其德乃丰；修之于天下，其德乃普。故以身观身，以家观家，以乡观乡，以邦观邦，以天下观天下。吾何以知天下之然哉？以此。

　　这一章教人建德抱道。修身有成就的人，善于入静，纯一无杂念，静待炁生。建是树立、直上的意思，静定炁生，炁生积累够量就会动，直上而不移，直接往头顶上冲，抱一而定，元神抱元气，忘人忘我，片刻不离叫不脱。元神之性是母，元气之命是子。母静子定，常守母，呼吸自如，动静天然，不待勉强，时时不辍。神一定，天地大元气无休止地自然在动，根本不用人为的坚持。一刻不停地练功，人能坚持多久？稍有意识就是忘母不自然，常常定静安虑，才得真道。以此真道，不辍而修，肉身之外真身成就。人活着是因为神气合，人死是因为神气离。人能性命混合，神气融合，抱元守一，就可以我命在我不在天。如果能神气相依，真气灌注，自能千变万化，神出鬼没，有无数的化身，叫"子孙以祭祀不辍"。八卦就是元神的化身，举个例子，出差时卫生间堵了，一个八卦象数疗法学员站在那里念2000.6660，五分钟后，堵了一晚上的厕所刷地通了。2是兑卦，对应的是肺，6是坎卦，对应的是肾水，2、6组合是金生水，通涤水道的意思。通了道的人，直接用元神；没通道的人，用八卦8个数字，也可以接通元神能量，产生后天意识不可思议的奇迹。（本人新浪博客中的视频推荐八卦象数疗法，一排肋骨骨折念数一个月好了的奇迹，还只是学员的成绩，老师治好了几十万人上百种病，我们的元神到底有多了不起，真是千变万化道不尽。）

修之于身，其德乃真。身指神，纯一不杂，一团天然之趣，是我修身之德。如此，其德乃真，得天然之气，时时不辍。修之于家，其德乃余。家指神室，虚室。其家空洞中现，以我纯和之德修之。"其德乃余"。使我天然之气，时时不辍，养此纯一之体。"修之于乡"，乡指性，虚室之外宅。常常纯和其气，而德乃长。得真性不昧，使我天然之气，时时不辍。"修之于国"，国指炉鼎，里面有丹有物，很容易动后天意识，叫有浮化之风，常常清静，无毫发之余，以性还空，内若有所得，冲盈而丰之，使我天然之机，时时不辍。修之于天下，天下指肉身，通身透彻，无丝毫隔障，光明于万国无不普照。太和一炁将神、神室、性、鼎、肉身都充满，神才真，神室才会有余，才会是养神的风水宝地。性才会纯一长久，鼎内能量丰沛，周身得到道德之光的普照。元神如太阳，照亮一切，无所不知。

此身外之身，慧光朗映，一贯乾坤，天地悉归于我，我还天地。所以，以我身，观身外之身；我之虚，观虚空之室；我之性，观虚白之性；我之神，观湛寂之神；我之慧，观混沌天然之慧。吾何以知天下之道，不过一性。此指静，静而后动是此，动而返静是此，湛寂归于虚白是此，混沌返于太清是此。无非尽性以至于命，返命而复归于性，这就是常真常存之道。这个以什么观什么，好比观世音耳根法门，听音乐不要向外去听，反观里面谁在听，叫返闻闻自性。居无驭有，以简察繁，惟德是观，这是内观、慧观。

修之于身，身指神，元神，在泥丸宫，阴精积蓄在此。天德一炁流入体内，真阳之火向上蒸腾，从下到上，在头顶拥抱阴精，化成舌底甘泉神水，手拉手地来到中宫洞房合一，就是炼精化炁。实际上就是神炁合一，神炁归于一窍，待神融气畅，和合为一，就会气机发动，蒸蒸腾腾，以阳气伏阴精，叫气化，又叫神仙一味水中金。所为水就是肾水，性能量，所谓金就是性能量里的元精。百姓日用而不知，性欲起来去性生活，把元精白白扔掉，生命能量白白流逝。女人月经前后两天半是自然元精发动期，男女在性欲起来时，要知道水里淘金。元精是先天寿数，是人体黄金。喜欢钱财的众生，却不喜欢自身的黄金，真是可惜。这个金是给元神喂的饭，那快感电流是元神的粮食，元神吃饱了才会灵气十足，精力旺盛。用阴部收缩的动作，把电流往头顶泥丸宫送，保精固炁，绝对长生。元精之气化，即是长生妙药。完全自然，没有一点人为的意识才是道，掺杂一丝杂念，快感立刻消失。纯天然随能量飘浮，才是始终守在道上。在性生活上悟道很容易，稍不自然有杂念效果就很差，与打坐入静同理。道无处不在，夫妻生活，不掺杂一丝的后天意识就是道。后天意识心很重，就是打坐练功禁欲也都是非道。同样说长生，后天意识心以长生为荣，先天意识以顺理为乐。人心就是不自然之心，天心就是时时刻刻顺其自然，就是道。

55 元精不再无知地流失

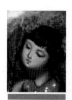

第五十五章　玄符

　　含德之厚，比于赤子，毒虫不螫，猛兽不据，攫鸟不搏，骨弱筋柔而握固，未知牝牡之合而朘作，精之至也。终日号而不嗄，和之至也，知和曰常，知常曰明，益生曰祥，心使气曰强。物壮则老，是谓不道，不道早已。

　　性行为是人后天的东西，上天因此给人生命，也因此把人的命拿走。元精化浊精，人在性享乐中丧失着生命能量，温柔美妙地慢性自杀。而另外一种性行为，可以利用性能量实现生命的返还，让元精不再无知地流失，让生老病死的人生曲线 V 型反转。老子的《道德经》，告诉我们的是先天的性行为是怎么回事，用道这种纯净的自然心灵，才能让德这种先天的性能量生生不已。注重利益得失的人心和后天意识无法操控先天能量。放掉那些弱智的心机，起心动念都不是从自我的自私角度出发，而是无我的单纯客观的天心，就可以进入老子说的玄牝之门，让生命的先天部分壮大成长。先天是和自然一体的，溶解自我，就是进入宇宙性行为。

　　这一章是返本归太清的意思。德指气之和，厚指常常精一。含蓄和炁不间断，叫"含德之厚"，如赤子毫无知识。德一能量进入人体时，就像性快感，不同的是更柔和，更周身弥漫。人的性能量生起是元精状态，百姓日用而不知，不知的是什么？不知道性与人的最初始离得很近，也就是

147

离道很近。不知道这个自然行为的前半部分是重点，享乐是第二位的，且固精固炁，才不会损元精，从而损命。不知道元精是元神的粮食，把电流送到头顶泥丸，给元神喂饭，元神饱了，才会精神焕发，神采奕奕。不知道用后天人为的方法，延长性生活，用新鲜刺激等都是难以保持常常精一。真阳之火先天能量唤醒，性感状态会一刻不离身体，人为的做作怎么可能？人的能量有限，撒了气就瘪了，攒多少天才会再来，却又无知地放了气。不进入先天能量状态，德一之炁不可能时刻守候着你。

螫指毒蛇，"毒虫不螫"，比喻无心，如赤子无容心，外不能入害。"猛兽不据"，比喻无意，如赤子无思意，外不能搅乱。"攫鸟不搏"，凶鸟不抓，比喻无情，如赤子不钟情于万物。内绝心意情，外欲不入，和气以合道，则骨弱筋柔而握固，虽有其身，不知我之形，虽有其气，不知我之道。赤子无知识，忘人忘我，不知我之为我，常归于空。修道的人被比喻为赤子。他既不知人我，又怎知阴阳交媾而小生殖器勃起？朘就是赤子之真阳，一点真阳隐于内。肾水为阴，水底落日，腹部炽热，两肾汤煎，水中之阳才是真阳元精。赤子气和而生一，所以出现阴阳交合的状态，他也不知用意用情，听其自然乐天真。气固则精洁，精洁则一气生，叫"未知牝牡之合而朘作，精之至也"。人的性欲、性行为是因为人的意识在浅表层面，越是气亏越有性意识。在后天意识层面，比如计划的等都不是能量自然的流动，而是人心意识的产物，那就不是做爱是做死。心不静，心没有进入先天无心状态，人为地练功刺激阳升，人无法驾驭洪水猛兽一样的性欲。只有心真的静了，成为天然自然之心，人的各种意识都淡化掉了，真阳才会自动生起。生起后有纯净的天心罩着，静心火中真水才会制伏真火，没有性活动、性意识却有温温的快感片刻不离身。没有修好自然本心，就无法修道。后天意识心表面是修道，实际还是和做生意干事业一样忙乎，损耗元精而已。

赤子无心，气不耗，"终日号而不嗄"。嗄，哑嗓子。虽然号呼真气不散，无欲无念，所以嗓子怎么哭也没事儿，精粹纯一。"和之至也"，是说他气归于空，空无所空；气存于有，有无所有；听其天然，常和以合道，知和之所以然叫真常。不是生起了随人的意识而哭，而是身上不舒服了的天机自动，天籁自鸣，无安排，无造作，和之至，元和内蕴，不加一丝人为勉强，叫守真常。

知真常而返于虚，慧生，叫明。和之至，有益于先天，先天抱一叫祥，损叫不祥。气益则生，气损则耗，心益不祥生，心损祥见，损心益气。有一点后天意识心，快感之真阳之炁就减弱。什么杂念都没有，才不会损到炁。后天之心产出的是后天凡气，自然之天心才会使气强旺。强指万物壮而老，弱指万物化而生。能弱即道也，能强是谓不道。弱者，同天地之气，天地坏而我存，这就是道。"不道早已"，已，停止的意思。强者，自耗真阳，日渐消化，叫不道。不道者，怎能不早死？总之和其气，去其心，忘其形，存其道，听其天然，随其流通，周遍天下，而复归空。归空不空，叫"含德之厚，比于赤子"。存真常之道，清之静之，返于太清而道常存，哪里有死？

在自然气上说，温温的性感是和气，是生机的起始源泉。强烈的性感就不是和气，快到顶点结束了。元精被随便扔掉，多扔一定早死。在人为采药上说，内丹采药的火候有老嫩之分，老了就不能用。当人还没有混沌叫无药，若已混沌，但神气未融合为一，神去阴跷采取，叫药嫩，不堪用。当混沌一觉，及时向阴跷提取，这时的药才行。一觉之后有第二念、第三念，一动之后心外驰，那时再采的药叫老，老了也不能用。采气的误会，是以为自己的炁被别人采了，或者采了别人的气。其实别人只是激发你的元精元气，激发起来后，你的元神采了你自己的气。其实的意识，甚至花钱买穷人家的孩子采气，那是恶鬼下地狱。没有先天意识无法采药，后天行为只是邪淫，根本不是修道。

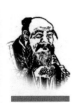

56 内外交感互动

第五十六章　玄德

知者不言，言者不知。塞其兑，闭其门，挫其锐，解其纷，和其光，同其尘，是为玄同。故不可得而亲，不可得而疏，不可得而利，不可得而害，不可得而贵，不可得而贱，故为天下贵。

这一章教人无贪无求、知止知辱。本来没有道，强名曰道；本来没有知，强以有知；道不行功，强以有为。道是天地之理，道是人生之气。知者，实无所知，才是真知。真知无可说，叫"知者不言"，这就是道了。言者，或说何处下手、何处采丹、何处结丹，不任天然，勉强以意念取，不是道。用后天意识作为的人，并不懂道是什么，叫"言者不知"。道是元神合抱元精而通的，里面的不会说话但无所不知觉知元神。人的先天系统和后天系统最大的区别，就是几乎不能用语言表达。非常道和常道人的思维完全不同，说了也听不懂。后天意识重的人根本就不听，哪怕他现在病得要死，你告诉他真气可以救他，他根本就不信，死了也不信。后天意识如铜墙铁壁一般，把他的先天、后天隔开。物质主义、科学迷信主义，把人的先天大智慧系统完全虚无主义掉，绝大多数人都是受害者。

真知道的人，坐若山，行若轮，时时不放，内固以塞其兑（口，说话漏气），外固以闭其门（眼、耳），内外真固，不露锋芒，不知不识，

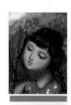

抱本返元，随其自然，内外柔和，无心意之纷扰，叫"知者不言"。一气贯通，内外柔和，虚室生白慧性生，慧生万窍光明，诸经络通透，空无所空，有无所有，叫"和其光"，自以为一，天地四季，无不合之，常存天地间。无我，无天地，呼之以牛，我以牛应之；呼之以马，我以马应之。水溺火焚，不能动其心。这等人才讲得"和光同尘"。和光是慧生内外，同尘是窈窈光明，一气周流，无隔障的人。内中"一生二，二生三，三生万物"，变化无穷，而复返于一，归于混沌，叫玄同。入道的人内证反观，他是向内的，他是时时刻刻追随着身体里面的能量，无暇顾及外面的事，除非他从境界里走出来。自然之道，内外交感互动，你来什么我应什么，不会平白无故地多事。有道的老师，你问什么他答什么，你不问他不会说，因为当下之问答就是当下的阴阳互动之自然。就像天下雪了，你感觉到了寒冷，两者之间是一个简单的对应，没有其他多余的东西，这就是活生生的自然。

到此地步，不能过分亲昵，亲之意存就落入有为；不能过分远离它，没有德一能量这个物质成分，就入于顽空；不能利用它，利用贪得，反伤本元；不能糟蹋它，害之欲得，反枯其精；不能过分尊贵它，贵之骄心生，终不能成；也不能看不起它，贱之退心起，空闻至道。闻道者，不亲而亲，疏而不疏，不利而得，害而不害，不贵而贵，贱而不贱，这样才是天下贵，才叫"知者不言"之至道。

成人都是后天的人，入了道很容易动后天意识，亲疏、利害、贵贱都是人意识的产物。人心是害道的最大障碍，入道后对人心放松警惕，随时就会让你离道失德。德一能量在体内运作，浑身酥软，如痴如醉，如沐春风，很容易让人觉得过瘾消魂，沉溺享受其快感，这又是后天人心的习性。这个习性不改，得了好东西又会失去。舒服就舒服，把舒服也看得很淡，自然如此，根本不多想。利害就是得失心，有没有用，有没有害，这也是后天意识心的一个恶习，拿有用有利益衡量取舍。放掉这种评判、取舍、分别心，什么也不知道，就不会失道离德。还有不少

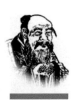

人，社会意识还很重，认为修道和性能量有关，觉得丑，害羞，这是孔子为人类塑造的虚伪之心。生命能量、性能量把人造就得自由掌控生死，这是性能量的神圣功能，歌颂还来不及，还要贬低，以之为贱，连一颗真实干净的良心都没有，怎么修道？后天意识心如此之重，当然修炼十几年也见不着道的影子。

57 用意用情气绝早亡

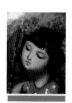

第五十七章　淳风

　　以正治国，以奇用兵，以无事取天下。吾何以知其然哉？以此。天下多忌讳，而民弥贫，人多利器，国家滋昏，人多伎巧，奇物滋起，法令滋彰，盗贼多有。故圣人云：我无为而民自化，我好静而民自正，我无事而民自富，我无欲而民自朴。

　　这一章教人归静。以正治国，正其心，修道最大的障碍是人心，进入人体道德先天领域，一定是自然本心，将后天意识淡化，顺遂先天自然本心，叫正心。诚其意，意识纷繁，将其归一，一念专诚，才会安然，静极景生，无不照察。好像一张白纸，好画最美的图画，正心诚意，让杂乱意识的湖水，尘埃落定，清澈见底，像天因为清，才可以显示风云雷雨这些奇景，人心神湛寂，也可以像大自然一样显示绮丽的景象。静下来，就是后天意识心休息了，先天的本心像一面镜子，把自然大宇宙和人体小宇宙之间的能量流动状态呈现出来，像放电影一样，镜头切换极其迅速，用后天意识心根本反应不过来，百分之一也接受不到。心静到一定程度，一静就可以看到体内的绮丽景象，但如果是人为的，观想腹部出现莲花，心没真静，观想不出来。心静了，看到的东西多了。以正治国，正心诚意，就是要真静。真静时心态平和，人心很淡，受委屈了不怨恨能忍，只想是天安排的。

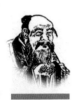

得好果子了，也不骄傲，只想是天安排的。天永远都是对的，好坏都是人心的东西，没什么好不好坏不坏的。

兵指意，以静治兵，良兵不会伤害百姓，比喻以静治理杂念，民指气，将杂念用静治理好，静则气生。无念则气醇，无处不贯通；有意气积，无病不生。"以奇用兵"，去杂念的意思。天下指身，以无为治身，长生不死。

吾何以知其然哉？然指道，以静修真真何在？以无为言道道何存？太上真道，不知什么是道，才是大道，只是一个静字。后世人的花样就太多了，世人讹传，误人多多。"天下多忌讳"，把清静归于有为，忌讳指用情用意。用人为的意念操作，气不仅不生，反而气绝，则民弥贫，民指气，贫就是绝。用意用情，气绝早亡。为什么？后天意识心是耗先天元气的罪魁祸首，先天本心才是增长先天元气的根本。所谓的先天本心就是单纯自然的心，学学小动物，任何时候都是自然的现在时，吃两口，玩儿一会，睡一会儿，都是当下的。而人心就太沉重了。面对现在的你，他说你年轻时如何，现在怎么啦？严重地活在过去；你现在不错，将来会如何，又跑到空洞的未来。总是当下找不到个活人，疑惑、焦虑，个人心理的折射，一句话带出一堆垃圾。

人多利器，国家滋昏。人有很多招数；国家指身体，因意念所害，奇奇怪怪的事情很多。滋指意念，以意念搬弄，念起而随之，于气多有效。人所以觉得很不得了，殊不知这是取死之道。"法令滋彰"，法令指后天规矩，一套一套的功法，意念的搬弄更加膨胀。如此行久，精耗而真一愍散。后天意识的作为不赶快抛弃，结果会"盗贼多有"，而伤身。真修者，切宜戒之。盗指心，贼指意。意念搬弄久了，真我元神我不能为主，死期将近。所以圣人告诫说："我无为而气自化。"无为之妙真一，听其天然，则行止自然合天之度。"我好静而气自正"，静之至，情之极，清静至极，一气贯通，周遍天下，江海河湖，无不流动，故天地能长久。人效之，岂不道也？无事无欲，则民朴，而风化淳，比喻的是去心去意，常清常静。这是老子苦心，一一教人无为修身，有为气化，化而返元，归之于空，就

154

是此章的大意。

　　这一章的题目叫淳风，民风不正，老子把后天意识的改造比喻成民风，有人为的意识就是歪风邪气，先天真气不掺杂一丝的后天意识，就像吃饭、喝水，性，都不用人教，本能都会。可是，现在很多学道的人以为道有什么神奇，要找师傅教，我看就像找人教他吃饭喝水一样，道本来就没什么可说的，就是因为人心的麻烦，所以要像攻堡垒一样，老子用八十一章说道德，人体的先天大智慧系统，但八十一章随时都在和人心、后天意识心作战。这个山头拿不下来，入不了道。人们的心做奴隶做惯了，不是恨就是爱，或者耿耿于怀，或者小人常戚戚，就是不能空，一空就有从悬崖上被推下去的感觉，那可活不了。什么时候反过来，心上有一点东西都很不舒服，空着才好受，那时道也快成了。享清福要很大的福报，能养静自然就显真。修道90%的工夫用在治理后天意识心上，10%用于修气修命就足够了。修心又是个长期的工夫，自己的人心还很重就开始修气、修命，百分百瞎掰。中国好道修道的千万大军，百分百都是拿不下后天意识心这个山头而败北。拥有简单真诚的孩子般的真心，道不修自成，哪里有方法？谁不会吃饭睡觉？不是方法问题，是人心问题。

　　人心一动就坏事。入静阳气沉于海底，犹如残冬一片萧条。神光下注腹部，似冬至阳回，一阳初动，慢慢气机旋运，三阳开泰，万物回春，身上春意浓浓。此时一任天然，随气机的运动，以一个觉照之心对待，稍有不慎，后天意识心就会出来捣乱。存有觉之心养无为之性。想东想西是错，完全忘了也是错，一念起一念灭，念头的生生死死，将本心被生灭之心湮没。养静之久，见一个念头的开始，又见一个念头没生起之前，就见到了本心。这个一见，口鼻之呼吸就停，丹田之气滚滚辘辘在内外交接处扭成一团，一出一入，人体元气和天之元气通于无间。很多人用后天意识心修炼十多年玄关也开不了，是因为不懂本心，自己心中的真我菩萨，才是第一位要请出来的，我那么起劲地画菩萨，就是要人们重视本心的见证。

58 真气是天地父母无私给予的

第五十八章　顺化

其政闷闷，其民淳淳；其政察察，其民缺缺。祸兮福所倚，福兮祸所伏。孰知其极？其无正也？正复为奇，善复为妖，人之所迷，其日固久矣。是以圣人方而不割，廉而不刿，直而不肆，光而不耀。

这一章教人混沌养真，杳冥养神。修真以柔、以弱、以无、以空，虚则灵，空则明。闷就是看住自己的意识心，无我是修道的首要条件。气通贯融和叫淳淳。政指道，民指气，道和于气，气和于我，忘我合真，才是政。察察指惺惺作态，为心所使，心这道关没把持好，气散而不和，因有心道不成，所以有祸福兼行。祸者因福而至，福者防祸而得，祸福兼至，都是心招来的。我能防止这一块肉，无求福之心，其祸无门而入。如果惺惺常住，求福反遭祸的报应。如此推之，谁能明至极之道，只有无，可以为天下政。如果我有真一之炁，周身的气机无不归我，被我融化。政若施于有为，好奇之心，无不招祸。我能空洞善根，常常关防自己的心，不放纵半点，德与天合，叫无心，不是道是什么？若修有为之好胜心，妄念丛生则妖见，求福而祸随。我无奇，我无妖，只闷然不放松，气通天下，水流九洲，湛寂真常，握固之久而道成。

道，丹，在天不过清空一气，在人不过虚无自然。人能静，养得无知无念的本来面目，我的精气神都是先天太和一炁中的事物，修道道成，修丹丹就。无为为本，一落入有为，太极判而阴阳生，阴阳分而善恶、祸福相继，人的精气神皆落入后天。用意念操控，调动元神治病，好像效果还不错，但那不过是后天气质之私，物欲之伪，人为的意识做的，哪里会是元神，练得再好也不过是守尸鬼，而那些被治疗的人更是不懂先天、一味后天意识的人。岂知人能静，先天真气丰沛，那是最大的自我保护，不会有疾病。即使有了，靠真气绝对可以化解，这个真气是天地父母无私给予的，不用花钱。病来自后天意识心对自然肉体的长期不自然的扭曲，拼命扭曲用生命去换物质的纸票子，再花巨款治病。心不这样蠢，生命不会活得这样惨。那些和修心有关的宗教，人为生存而挣扎，不得不用人心与人打交道，本来很累，还要人背这个，念那个，都是在后天意识上像个被蒙着眼睛的驴在转圈子。我们大家都醒醒好不好，越向外都是病，回到无心的空净，什么都好了。用不着多少钱就可以过好，也不必要累自己去挣钱。

　　有人问我为什么推崇老子，批评孔子。因为孔子是私心的祖师爷，是后天意识，有为的总代表。一切都是从自我出发，读书为了做官，做官就献媚上方，都是小我的产物。现在是地球村的时代，大同是趋势，共产主义是方向。如果我们人人不变成一颗公心，就会被时代淘汰。这颗公心就是纯净的道心。什么是公心和道心，比如你正在看一个光碟，一部电影，你忽然停止，看放录机上的时间，你起一个卦，和当时的情节一定相符。那个时间与事物之间的必然，告诉我们存在的真相，那就是公心，客观出现什么，我的心像一面镜子就照出什么，你消失了，我的镜子绝不留恋，我的镜子也空了。这就是公心，就是道心。时间就是天，天是老大，永远听天意，叫心与道合。客观事物总体自然地运转，如果是出于人为目的的私心，就会与客观脱节很大，就是愚蠢。私心无法活在当下，公心本如当来，物来则应，过去不留，就是元神当家。在未来的几年是私心被砸碎的时期，如果还轻视这个阴我自私心的改造，不仅没有创新能力，而且疾病丛生，早逝早亡，社会也将因为不道过分而彻底崩溃。

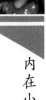

内
在
小
孩
解
道
德
经

58
真
气
是
天
地
父
母
无
私
给
予
的

　　所以古代修道圣人，志坚没有丝毫动摇，叫"方而不割"。清心静意，常守其神，外不能动我之情，生死寄之于天，身形忘之于地，我不在天地间，天地未尝生我，亦未尝死我，清静廉洁，而不列。列，割碎的意思，是说我成一片不能分。直立不斜，秉空性而不倚，虚我神而不摇，常常诚之正之而不肆。肆是放逸，是说我常常关闭防闲，不使出入，久而不肆。光是性生于内，我常收藏幽密之室而不外耀。方者，道之机也；廉者，道之统也；直者，道之体也；光者，道之用也。全此四者，无道不成。严防心意，气通融合，放纵心意真元缺缺。泯灭心意，就是道。意绝气生，意至气止，意寂气胜，无意而气和，冲满天地，照彻乾坤。这就是"为政闷闷"。意者心之苗，情者心之根，念者心之发生。绝心泯意，忘心情寂，空心念无。修道的人不闷我之心，妄求至道，离道远矣。欲学闷闷，自求真心，忘其后天人我是非心，道就成了。

　　对于广大的不修道的人来说，修理后天意识心，一是可以明了意识心是健康肇事者，淡化它才能保健康；二是可以明了真理与真相，事物的出现与发展都是阴阳互动出来的，隐态的能量汇集，作用到显态，道德、形势，隐形、显形，先天、后天，一阴一阳谓之道，你拥有的是公心、道心，就不会人为地计划做出违背客观的蠢事。即使你计划做什么，也是天时已到，即将出现的事情，你的有为计划与天合，等同于无为，张嘴说话就分得清状况。很多人开口就昏得不知道在哪个梦乡呢。知道该是什么就会发生什么，能量世界才是真实的决定因素，撒谎、愚蠢、自以为是、腐败都会极大地减少。

59 空空洞洞的大光明窍

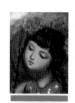

第五十九章　守道

　　治人事天，莫若啬。夫唯啬，是谓早服，早服谓之重积德。重积德则无不克。无不克则莫知其极。莫知其极，可以有国。有国之母，可以长久。是谓深根固蒂，长生久视之道。

　　治人之道，即事天之道，天人都是一炁，所以事天不外治人。不要说天道甚远，天道蕴涵在人道之中。不知天道观人心，能尽人事，即合天道。什么叫尽人事，一般的人做事要主动努力，能"尽"是需要做什么，不用自己费心，自动有人找上门来。正在写的东西要出版，是第一本配了油画的《道德经》解读，画展、画册书、DVD是国内外传播的重要方式，这些制作要花大笔经费，老天体恤我，之前就有出四色礼品书的人找来，又有导演找来，更有做慈善事业的成功人士来合作。总之，来的都是天使，上天派来和我一起完成传播道德使命的人。我这儿还没完工，老天比我还急——送上门来，需要什么丝毫不让你为难，都给你送上门了，这就叫尽人事，合天道。

　　治人指治己之神，纯一不杂，念念归真，杜绝妄念，远离思虑，心死意亡，内宅清静，神魂守舍，铅汞交加，听其天然，周旋于内，身与天同，气合日月，运用也是周天之度，身形皆同湛寂之体，这就是治人。那个珍

159

贵的天宝先天真一之气，不用费劲它已经存在，可是你不能感觉它的原因，是你的意识心这个蠢货在挡道。只要把这个蠢货一棍子打昏，你立刻就可以感受到天德一炁在体内的运动。意识心一消停，虚无的元神以及体内的众神他们就与天对话了。天场的阳气到几点，运行到哪个脏腑，你一一可以感觉；到晚上乾卦人体能量最易被天场吸走，就睡一小觉。气合日月是自然的，天地的阳气盛衰过程和体内同步运转，不是后天意识的子时如何，午时如何。

事天指清虚穷极，轻清上浮，虚之至；包罗万象，无不含容，穷之极，叫事天。人能治人事天，没有别的，就是个啬字。啬，俭也。一俭易于虚，易于空，易于无。俭则妄念不生，妄念绝而心死，则不耗其气也。早服指早复其元，就是习静气足。早能回其心意，静内潜修，返复元阳，不耗真一，叫"重积德"。若能如此，重积乃德，金水流通，先天能量无处不克，百脉万窍，无不通连，成一个空空洞洞的大光明窍。

到了无不克时节，就入了湛寂之乡，无人无物的境地，反不晓得道是什么，空之至矣，则"莫知其极"。空之极，我不能知，极中又生有矣。"莫知其极，可以有国"，就是静极方见无影无形的虚无。不静不能知，不静极不能见，静极见是"有国"。有了此个静，真一之炁自投，不用人为地做什么。有意识真一之炁就消失，无意识才会再出现，真一之炁来投，就是有母。其中生化之机，口不能言，惟有觉照。有母方能生化，生化不绝，我用就无穷，常生常化，内有天机，中合道机，我明玄理，听其自生自化，不耗于外，常固于中，可以长久。长久者，只要深静其形，固生其命。性根命蒂，从虚而入，从有而生，从空而成，生生化化，其用无穷。这就是长生之道。治人事天，不外乎此。著而不著，虚虚实实，生化之机，玄妙无穷，而道久矣。

天地的大元气进入人体，与人体小元气里应外合，叫有国之母。古人说，阳自空中来，抱我主人翁。天地大元气抱的主人翁就是元神，如果意识心在元神就被遮蔽，天地大元气就感觉不到。人的元精本来在体内，但没有

160

先天阳气不能自生自长。人落入后天，情欲摇动元精难固，非得天地外来灵阳之气，不能结丹。在天地大阳气的作用下，人体的真阴真阳合为一气，三生万物，三家融成一家，叫金丹。人盗天地之气为丹母，这就是根深蒂固、长生久视之道。天地大元气无止境，人体小元气有限且消耗不起，如果把大元气接进来，人就获得了无限的元精元气能量，所以说长生。

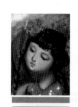

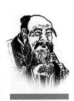

60　一块乾健之精

第六十章　居位

治大国若烹小鲜，以道莅天下，其鬼不神，非其鬼不神，其神不伤人。非其神不伤人，圣人亦不伤人。夫两不相伤，故德交归焉。

这一章让人去掉意识心。大国指身，治指修身的方法，如何治？虚其心，空其意。虚生明，空生慧，虚极空极，就阴阳合一。治身以虚空为主，不是顽空，是虚空。虚有存，空有具，如此"若烹小鲜"，是说能虚空，得先天一炁，得丹很容易。莅，到，普遍的意思，周流一身，无不贯通，一团真一之气，一块乾健之精，通身化为炁，性抱命，命孕于性中，不是佛陀的顽空，道家一一有具。佛家"去身存性"，道家"化身养性"。皮囊化为一气，聚散无不有身。身若去我何存？道家如此之妙，如此之玄。

身体这个大国，里面的众生，阳性的三魂，阴性的七魄，五脏神——穿红袄的心神丹元，穿绿袄的肝神龙烟，穿黑袄的肾神玄冥，穿黄袄的脾神常在，穿白袄的肺神皓华——还有眼神明上，耳神空闲，鼻神玉垄，舌神通命，齿神腭峰，发神苍华，脑神精根，他们都穿紫衣。身体里有多少零件就有多少个神在操纵。人体中亿万的神协同运作，才有我们的健康平安，他们都是忘我、无我的大功臣，无私地奉献，使身体形成自动化的运转，天衣无缝。这其中的核心能量就是元气。元气亏了，各个部门就着火请求供给，供不上，他们饥困就是人体的病痛。哪里有病，不是这些神故意闹的，是人的意识心人为的不自然的扭曲。意识心总是小人得志地霸占帝位不下来，真气就耗损和无法接受天父地母大元气的营养输送。根子就在意识心，把它拉下马，自身的元气不耗，还能源源不断得到天地大元气的补充，体内的众神吃得饱饱的，哪里会不安居乐业，就会让你的精气神棒棒的。有了先天元气，治理身体这个大国，就万分的容易，叫"治大国若烹小鲜"。

得先天一炁，这个虚和空，里面最要紧的是虚有存，虚不是什么都没有什么都不做的顽空，像打乒乓球，你打过来，我回过去，就是当下那个刹那，之前之后我都没打球，都是虚的，这就是道心、天心。而人心是什么？总是踩不上点，球没打过来时紧张得不得了，现用意识心把元神捆起来，当球打过来时，元神僵硬得动弹不了了，球没接住，输了；等球过去了，打输了，又在沮丧。人心就是不该有的时候他在，该他上场时他消失了。没他的事了，他又出现了。赶不上趟就是人心，只有一棍子打蒙，能俭，你来我就往，你不来我就空着，叫元神当家，每个球都会干干净净地准确接招。不黏着于过去，不黏着于未来，只有当下之真，这是真虚；明白了这个，做到这个，有为也等同于无为；这个还糊涂着，无为也是有为，也是后天意识心的产物，调动不了先天真一能量。所以无觉之觉才是正等正觉，无为之为是顺天而为。

人有魂魄，魂魄各一是人，魂魄合一是仙，魂魄不虚是鬼，魂魄能空是神。"其鬼不神"，我无心而鬼难测，所以鬼不神。"非其鬼不神"，天地不能揣度我，何况鬼？"其神不伤人"，神，虚也，空也。虚空为实，灵灵为神，所以不伤人。魂魄各自为政就是人。魂魄合一，魂魄是一对阴阳，魄是阴性的，将其涤阴转阳，变成纯阳，就是神仙干的活儿，怎么干呢？就是把意识心干掉就成了，意识心的背后老板是魄，人的疾病、灾难都是它捣鼓出来的，它是人体的最大敌人。它一消停，就剩了阳性的魂，和天地元阳同体，天地大元气就接进来了，就治大国若烹小鲜了。这个魄在人体里不消停，人的自私心、嫉妒心、攀比心就特重，这样的心调动到自己

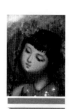

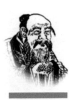

周围的就都是负面的阴性能量，鬼影重重，我们看护好自己的念头，冒出一个自私心，就是里面的魄在不虚，在闹鬼，要用正面的阳性的能量把它虚起来。

"不伤人"，人，生也，神灵乃得长生，所以无害。"非其神不伤人"，杳冥湛寂之中，神不知为神，我亦不知为我，所以"非其神不伤人"。圣人以无心立脚，也从无意下手，心意窈然，所以圣人不能伤人，如天地久也。神，我也，神我合抱，入无寻有，有中返空，两无隔碍，俱不执着于有，若存若亡之间，一气贯通，周遍天下，至道至德，交感为一，同归于无极，以入玄玄之境，同归上清之都，治身之要，虚空见矣，所以德交归焉。无为而为之道，是人固有之天真，生生不已之灵气，至诚无息，体物不遗，虽有造化，实无存亡，当然不会伤人。

61 下流比喻神光下照丹田

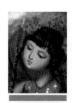

第六十一章　谦德

大国者下流，天下之交，会天下之牝。牝常以静胜牡，以静为下。故大国以下小国，则取小国。小国以下大国，则取于大国。故或下以取，或下而取。大国不过欲兼畜人，小国不过欲入事人。夫两者各得其所欲，故大者宜为下。

大国比喻元神，下流比喻神光下照丹田，存储在泥丸宫的阴精，也流入丹田，神火一煅，精化气，水化雾，蒸腾而上。这个丹田既是玄关，五脏之气会聚，精气神的精华凝结，称天下之交，如百川众流朝向大海。"大国者下流"，是说一身通透，无有隔障，阴阳交泰，天地感而为孕，抱合乾坤，而真成，叫"天下之交"。昏昏默默，不知已有，而有自现。当真阳之炁来了，阴部有电感，你用不着做任何功课，虽然知道了，有了，来了，你只一个甩手掌柜似的全不管，那个元神比你反应快，那是她该干的活，不用你插手，不用你往上送，不用命令她往下守，只要静而又静，炁自然刷刷地往上冲，之后向四肢弥漫，叫大国者下流，天下之交。虚能实，空能有，不用自作聪明，造作而成。

牝是母，是柔，是和。就是太和一炁，专气致柔，炁无一丝人为的意识的干扰，就会至柔，至和之炁，就可以溶解元精，化炁而生神。炁上升又下降，在中宫停住，送归土釜，以铅制汞，元精制元神，以阳制阴，以牡制牝。心本外阳内阴，肾本外阴内阳，以后天而论，心之外阳为牡，肾之外阴为牝，牡制牝，心之刚者化柔，动者为静；肾之柔者化刚，静者反动。以离之柔和温养坎之阳刚，就是"火中生木液，水里发金刚"，生出火中水真阴，水中火真阳。以柔炼心性，上丹田美液流入元海，液又气化入中丹田。大国下小国，上丹田到下丹田，取小国，采丹田金水之汞，逆运河车，上转头顶泥丸，小国下大国，又从下丹田到上丹田。取大国，真气结合头顶真精金液，一起归入中宫黄庭，叫大国自下以取。元气自下而上，吞天谷之汞生液，是小国自下而取。也就是金水上升，铅气合髓，精凝气调，片响间化为甘露神水，再滴入丹田。汞化液，神化汞，汞化精，充满丹田，叫"大国不过欲兼畜人"。元神有大将风度，包含容纳，元气也知道自己的位置，心甘情愿地辅佐配合元神，叫"小国不过欲入事人"。

元神、元气，大小国之间的交流，是虚中有，虚无通天地，成一个大窍，玄妙而久，心不在焉，视而不见，听而不闻者，乃得于玄，通于道。虚中不昧，杳杳冥冥，存一真性，养和万物，蓄气于中，贯通于外，各得其宜，都是玄妙的宗旨。清静，外妄不生，内欲不动，澄于心，去其意，灰其性，小人不敢犯，诚笃宜慎，皆为大道提纲，上下贯通，内外贞白，所以与天同，所以天者（即大者）宜为下。后天的身体清静了，先天的性就显现，性清静则虚灵不昧，慧剑铸；慧剑铸，外魔不生；外魔不生，内欲尽除；内欲除，则虚中静；虚中静，万窍归通；万窍通，入于湛寂，道成矣，所以叫大国下流。天下交，元气贯通，是这一章的宗旨，玄妙显然，后人得之，可以进道成玄。

元汞上升到天谷（头顶），那里有九峰，有灵台。沿脊椎过尾闾、夹脊、玉枕三关，打通大阳脉的督脉，疏通大阴脉的任脉，就是所谓的过三关通九窍。还有中脉通，人体进入了先天状态，元神得到充足的能量供给，大显神威，无所不知，六通俱足。归根结底，都是元神的功劳，元神现，元精产，元气生。而元神不过是个虚无，意识心一停，元神就显现。无论后面的风景多么了不起，也只是始于足下的修理好后天意识心。

62 肉身不过是元神的傀儡

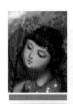

第六十二章　为道

　　道者，万物之奥，善人之宝，不善人之所保。美言可以市尊，美行可以加人。人之不善，何弃之有？故立天子，置三公，虽有拱璧以先驷马，不如坐进此道。古之所以贵此道者何？不曰：以求得有罪以免耶？故为天下贵。

　　这一章说的是道为天下贵。一气圆通谓之道，道生天地，生万物。天无道不清，地无道不宁；天有道，不言而高；地有道，不动而卑。万物无道不生，万物有道，所以化育，乾坤内外，无不有道，叫道之奥。道，不可须臾离。天地万物，无不禀气而生，无不随气而化，人在天地中，怎能不以道为宝，舍气怎能生，宝气怎能死！道就是一炁，无阴阳之气，岂能化育为天地为万物？道之宝即气之宝，舍其气，又有何求？善人指惜精惜气之人也。生死置之度外，形身之生死不足惜，化身之生死实可宝，这就是"善人之所宝"。不善之人，不珍惜精气的人，只在物质上追求，一味的有为，围着欲望转，把肉身当个宝，肉身不过是元神的傀儡。

　　"美言可以市"，市指欲念，欲念一起，便成幻境，像集市一样，无欲不纵，叫"美言可以市"。行指贪心，贪心一起，如火之上燃，莫能灭，日纵一日，没有止境，人人可以纵之，叫不善，好比有为的人，祸端已经发生，自己却不知道，日贪其有以为美，怎能抛弃有为呢？叫"人之不善，何弃之有"。"故立天子"，天子指神，存其神，养其性，以"置三公"，三公指性。性之枢动，感一气贯通，秉阴阳之升降，合天地之生育，得乾坤之正气，四大部洲，皆为一个，无有隔碍，虽有拱璧之障蔽，以先驷马周流贯通之后，不如坐进性守之道，听其反覆阴阳，轮转日月，合乾坤周天之度，秉天地清浊之分，不言不动，无听无视，惟善以为宝，说的就是"古之所以贵此道者"。不曰，指静，凝，无求于动，功到处，性现处，慧生处，内外虚白，自有天然之味以得。有罪指贪，妄。去其贪，除其妄，以免外邪之侵，诸障之蔽，外魔之害。总而言之，去其心，断其欲，舍其贪，忘其意，灭其情，种种业债，不能侵犯。故"道者，万物之奥，善人之所宝"，如此以为天下贵。

不懂道，不修道，是天地的罪人，这话说得一点也不重。道生万物，万物自然，万物尊道贵德，惟独人，不如植物，不如动物。就是因为人有人为的意识心，使人这个自然体，严重的不自然。悟道就是让人活得是个人，修道绝不是什么宗教的专利。人是谁生的？天地大元气，大自然母亲生的。这个伟大的母亲生了你的神，天子就是你的神。父精母血养出来的肉胎，只是你神暂时居住的房子。这个肉房子的盛衰，是神的能量决定的，房子是给人住的，人比房子重要。肉房子是给神住的，神比肉房子重要。道为善人之宝，因为善人知道神比肉身重要，也知道神就是天的孩子，修道、守道，一刻不离道，始终和天母紧密联系，而不是人为地炼什么功，人人固有之道，只要把后天意识心一关，人一静，道德能量就比心跳节奏慢一倍地流入体内。你有一个肉身心脏的心跳，还有一个和天母相呼应的天地之炁的无形天心的心跳，就像听自己的心跳，一静就听得着一样，老子给出的只是一个静字，这个静字就是开启人天奥秘之锁的钥匙。

人类走到今天，在物质主义的路上已经到了绝境。人类对人自身的深度误解，已经要把自己彻底毁灭了。香港的房价70万一平方米，工薪阶层砸碎了骨头也买不起房子住，道德的严重缺失到了无以复加的境地，人在十八层地狱里煎熬着。这是舍本求末，主次颠倒，人最大的利益是天子，是你的神，而不是这块肉。看看现在人类的状况，哪个行业变得不是为了这个肉胎而忙碌？人的主人是自己的神，人类都不要自己的主人了，当然是天地的罪人。不善人之所保，人类只为神的傀儡活着。只有人类为自己的真正主人活着，才会拯救人类现在面临的种族战争、能源匮乏、疾病丛生、道德败坏等所有危机。孔子学院在国外不过教点汉语，只有老子可以拯救人类危机。后天意识的自私主义让人类几千年来忘记了自己的主人，孔子早就过时了。

美言可以市尊，美行可以加人，美化的言行指后天意识心一起，就像集市一样充满欲望的贪婪，人心就着火，立刻水火背离，心肾不交，燃烧元精，侮辱元神，智慧立即损，健康、寿命慢性自杀。爱这个肉房子的人类，却把精力都花在杀这块肉上，并且杀得还很高兴，怎么能放弃呢？为了让人类知道人到底该怎样活着，老子说道，性命双修，天人合一，才是人的正常活法，而不是什么高难度动作。老子说道，天地的大元气，就是告诉我们生命的终极真相，我们绝大多数人由于不了解真相而活错了。老子在呐喊，天下贵的只有道，道是生命的大根大本，人不修道就是天地的罪人，就是人类自己的敌人。因为一味地用后天意识操纵的社会，已经让人类活得非人了。

63 进入宇宙真实的能量空间

第六十三章　恩始

为无为，事无事，味无味。大小多少，报怨以德。图难于其易，为大于其细，天下难事，必作于易，天下大事，必作于细。是以圣人终不为大，故能成其大。夫轻诺必寡信，多易必多难，是以圣人犹难之，故终无难。

为无为，以无为之心作为，有形之身随元神作为，元神时刻都在随环境变化而作为。这叫"为无为"。渴了喝水是"为无为"，我计划一天喝五杯水，是后天意识心操作的行为，叫"为有为"。中国的易道根文化，是中华文化的母体，放射着永恒的先天智慧的光芒，《易经》、《黄帝内经》，数千年来依然是绝对真理，那都是元神的智慧结晶，是"为无为"的典范。周易、礼教、战争、兵法，把好端端的先天自然大智慧，用后天意识心糟改了，中国人道治德化的时代因此而结束。老子说，夫礼者，忠信之薄也，而乱之首也。后天意识心是祸害的根源，修道当神仙好，于是急功近利，恨不得三下两下解决问题，最初上得很猛，轻视修道的艰难，很快就退转。希望庄稼一日长成，不长拔出一节，这就是后天意识心。道是什么，庄稼看不见长，却时时刻刻在慢慢长，德一之炁日积月累。"为无为，事无事，味无味"，就是要先把后天意识心空掉，作为一个运动员，上场前心乱如麻，上场后一定发挥不好；满嘴的辣味或者苦味，这时候尝什么味道也被盖过去了。

这一章教人动静合一，虚实并生。"为无为"，修道通道，开玄关接入先天一炁，不动而静，入于空，空中自有，叫"为无为"。"事无事"，虚中没有作为，入于玄；不执着于有，有了归无，入于玄，叫"事无事"。味指空中炁动我知其味，动而又归静，叫"味无味"。甘露生起，无味之中有真味。

大小多少，报怨以德。道之大充塞乎天地，道之小入于微渺。道之多无物不有；道之少看不见、听不见、说不出，是说道不能测度，大小多少难衡量。大小、多少都是后天意识的阴阳二，用德一来治理，就逃脱阴阳的束缚制约，归于道中。报怨以德，怨是招来的，隐藏就可以免去麻烦。修道的人元神是敞开的，没有金光护体，很容易受到无形世界生命体不良信息的影响。修道者敛于内，不让外人知道，鬼神也奈何不得。敛于内之小，不见其大；敛于内少，不见其多。修道不张扬，虽有加害，我不理之，报怨以德，让道德能量充满内天地，用清静安我之神，定我之性，还我之命，敛于内。"为无为，事无事，味无味"，先从容易、细处入手，以易为宗旨，才能得到那个无所不包的大。

天下之难事，修道这个难事，必先从清静这个容易处下手。天下之大的道，它虽然大，但都是由无限细小的阴阳所构成，悟道在微妙，入道从细微的德能量入手。"是以圣人终不为大"，所以能充塞天地、贯满乾坤、与我合一之大而成道。"夫轻诺必寡信"，不懂道的人把道说得很容易，懂道的人不会相信这种话。"多易必多难"，不懂道的人轻视道的艰深，始勤而终怠，终无一成，所以多难；圣人始终如一，以对待难事的态度处置易事，所以无难。以坚定的恒心，"为无为"，而无不为；"事无事"，而无事不事；"味无味"，而无味不味，才会终无难，成其大而塞乎天地，小而入于微渺，多而无物不备，少而不见不闻，无可言之道。

入道进入宇宙真实的能量空间，完全没有后天意识心的干扰，可以看到身边隐态空间的光影等神系统的生命物。一动意识心，想再看清楚点，

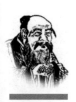
那个无意识看到的生命体就消失不见了。所谓的定力，就是长时间不起一丝念头，它为主，我为宾，静观其变，念头一起又主次颠倒了，境界就倒退起来。

修道就是修理后天意识心，这个有为的心就像一件污垢已久的衣服，开始洗的时候，用力过猛，不仅污秽除不掉，还会把衣服弄破，只有慢慢来。道本自然，人人可成，只是本心被后天意识心遮盖了。见证本心，就是要一点一点地悟道之微妙，悟一点就长一点功力。现代人觉得《道德经》太艰深，懒得看。如果你能看懂的就毫无意义，看看不懂的东西，懂一点就开悟一点，开窍一点，就得一分智慧。我也是不懂，每天慢慢抠，结合自身慢慢体会，这样一个多月下来，之前之后如天壤之别，在悟"道德经"的过程中手中的笔像长成了神笔，心手相应。道德是生命之根，在根上下工夫，不管你是干什么工作的，都会有极大的进步，这个提高不是技术性的，而是本质性的。后天意识顽固的人，供一尊观音，那是时时用本心，时时沐浴道德能量的提醒。

64 人心退藏天心照耀

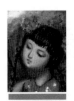

第六十四章　守微

其安易持，其未兆易谋，其脆易泮，其微易散，为之于未有，治之于未乱。合抱之木，生于毫末，九层之台，起于累土，千里之行，始于足下，为者败之，执者失之。是以圣人无为故无败，无执故无失。民之从事，常于几成而败之。慎终如始，则无败事。是以圣人欲不欲，不贵难得之货，学不学，复众人之所过，以辅万物之自然而不敢为。

这一章教人守微，返本。"其安易持"，什么叫安？念无念，心无心，情无情，欲无欲，物无物，我无我，如此才能安。有一丝念头，虽安而不持；万缘放下才是安而能持。别把持看容易了，要先在安上下足了工夫，才能易持。先把后天意识心治理好，天一真气才会持续不断地出现。"其未兆易谋"，兆指了然明白，常常昏默好像糊里糊涂，未兆指虽然理明了，但是行动上落实不好，明而不默，还有念头。太明白了，若不了愚，所以容易嘀咕。"其脆易泮"，脆指日夜不放心意，日耗其思，心不放下，泮，坏的意思。脆则魔生，导致金丹崩而裂之，其形易坏。其微易散，微指稍有心念，使真我不显现，先天一炁就散掉了，这些都是修道的通病。

无心则无病，如此病多，怎么修？默而为，诚而守，无念而行，为之于不有，寂然无我，冥然无人，治之于未乱之先，无为心不乱，无作意不

173

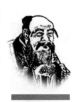

驰，无功情不种，如此才可以开始言道。道怎么修？"合抱之木"，木指汞，真阳之炁上升到泥丸，与脑海阴精合一，木液生于离火，水火在中土交并。水火交媾，不为不作，一任天然，随气运用，不知不识，湛若天之清，冥若地之宁，等待真气发生在毫末之初、无始之前，以虚无元神守之，叫"合抱之木"。一点真炁，静极而生毫末之间，定极而降一气之初，叫"合抱之木，生于毫末"。

九层指二土成"圭"字。从肾水生起，从心火下降，九层之台的台即是"圭"，真意土。阴阳二气在台上合抱，二气交泰，累于中土，合成太极，从太极中，返于无极。千里之行，始于足下，比喻道不是一下两下的事，是不间断，须臾不离的。真气是无止境地流入的，一动后天意识心，就感觉不到它了，好像炁跑了。长久地保持无念的状态，炁就总会合抱在身。临物不著，临事不染，感受到炁的运行，依然用无心对待。为者易败，执者易失，用意识心有为和执着都会失去真一之炁。不用人为地干涉，随元神运作，元神就跟着炁走，清心静意。有为执著都因为动了意识心，犯了避阳就阴的毛病。圣人无为无败，无执无失，为什么？因其心不在焉，视而不见，听而不闻，食而不知其味。空空洞洞，两个气象，有有无无，两段景象，圣人就是这样学道的。

"民之从事"，民指气。若有为则败，若无为则成。有人心意识心就败，只有自然天心就成。玄关开了，一炁产了，可是有为的意识心干涉，炁就会消失。慎终如始，是说先静，而后虽有景象从静中而来，从静中而返，本来面目，总是不失。圣人学道，全在于心，心静无败事，心静欲才不欲，毫发不生，叫"欲不欲，不贵难得之货"。心静所以像愚，愚所以不学，叫"学不学"。道从何学？心静似愚就是道，道本来在自己身上，不用外求，即使有所学，仍是无所学，叫"学不学"。复我本来，与众不同，叫"复众人之过"，生兮动兮，长兮灭兮，随阴阳之气，听其自然之始，天地万物，总不过二气化育，所以辅万物之自然，因有败有失，听天然而不敢为。

这一章讲玄关开，因为没有后天意识心的干扰，人心退藏，天心照耀，静中一炁生出，德一能量一点一点地积累。一阳初动时，气机很弱，到二阳、三阳真精自动，浩浩如潮。在这个过程中，要像天地无为而四季运行生万物一样，始终保持无知无为，之间有无相生，任其自然。道通神即通，神调动无形能量的功力大增。人心的沉渣稍一泛起，比如有了成绩一得意，就是魔从心生，自己有了心魔立刻招外鬼，一些无端的麻烦就会被吸引过来。修道的也都是人，人心的习性在有点功力以后，膨胀起来更是不妙，神魔大战，武侠小说写的都是真实的情况，修道人常常比普通人更不清净，是非的垃圾更甚。修道的危险来自人心习性的不能自控，所以老子说要隐藏，要始终如履薄冰，看好自己的人心不动。因为这时道通通一切，跨越物质，跨越时空，人心一动魔就来，空洞无为的境界就会被魔干扰。如果人可以在第一时间立刻醒悟，这时还容易治理，灾祸还没形成，要是得意再加上忘形，现实中很快会化出一个灾难的果子给你吃。要慎终如始，始终以恬淡的无心来对待成绩，对待失败，凭着静，凭着德，才会善始善终。

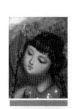

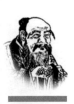

65 灵台宝镜常放光明

第六十五章　淳德

古之善为道者，非以明民，将以愚之。民之难治，以其智多。故以智治国国之贼，不以智治国国之福。知此两者亦楷式，常知楷式，是谓玄德。玄德深矣、远矣，与物反矣，然后乃至于大顺。

古之善为道者，浑然自得，窈窈冥冥，默默常存。"非以明民"，民指气，修道要明白气之往来升降之理，但不要用明来对待炁，要用昏愚，浑然不动，万象皆空，自有一番景象，明中若惷，叫"将以愚之"。昏愚就是用的元神，明就是意识心。修道光说不练，不务无为，为气之枢转，自难主持，所以民难治。明白了然叫智，俗话说聪明反被聪明误。学道的人，愚而能笃，诚而能守。以智治国则国失，国指身。太明为国之贼，似愚非愚，是不以智治国之人，身形康健，容貌温和，三宝内固而不泄，身享太平，无魔侵害，如天地皆春，长生不死，皆因湛寂窈然，空洞无为，叫不以智治国，为国之福。

古之善为道者，所以能知道此两种楷式，楷式指清静而安，高明而和，不言不动，无有无无，湛然常寂，非白非青，真常坚固之体，金刚不坏之身，与道同体。能知楷式的叫玄德之道。玄德，仰之弥高，瞻之在前，忽焉在后，致中和之道，莫见乎隐，莫显乎微，所以古之善为道者，必谨慎独处。如此才叫"深矣，远矣"。天地万物，皆从顺生，惟道逆之，叫"与物反矣"。

这样才会至于大顺，从逆而顺，从顺而生，复返于逆，归于太玄，入于上清，保气太和，混沌之体，叫乃至于大顺。

修道就是要守愚，因为愚和道很近，浑浑噩噩中是清净之天。大修行人在不见不闻之地，返其无思无虑之神，聪明才智都无踪影才会归静，如果有一丝念头，则太朴不完整，混沌之天丧失。知道智有损于自己，愚有益于己身，不逞智、乐守愚就叫玄德。说得出来的都不是玄德，惟有那不可以说的，深无其极、远莫能知的，才叫玄德。愚是道的种子，在混混沌沌、无知识、无思虑中，忽然一觉，即是不生不灭我之本来面目，有此免却轮回，不受阴阳二气的捣鼓，不为鬼神拘滞，常常把持，轮回的种子从此断绝。这一觉就是一，有后天意识就是二，三心二意，杂念丛生，所以有生死路。惟有一心，无二念，有正念，无妄心，就是道。人能把此一刻为主，以真觉为用，道就不远了。

修这一觉，叫炼性铸镜，这面镜子是昏愚使后天意识完全隐退而擦亮的。一觉之后，没有一丝念头，灵台宝镜常放光明，功行圆满还会放出白色、金色的毫光。因为，一灵来时就是光体，真的一丝意识心都没有，就是让生命的种子恢复了本来的样子。道光德能、灵光闪现，都是物质性的看得见的光，生命是光一点不错。这面镜子也是斩妖除魔的宝剑，宝剑锋利，有形无形的后天意识魔、色魔、天魔、人魔尽除，乾元真面目是除妖的如来。后天意识的人欲与天理混杂多年，要像剥笋皮一样，一层一层地剥，将清与浊细细剥离。私念一起立即灭除，灭除不再复生就断了生死轮回之路。修道人就是要依靠明镜慧剑，慧剑长悬，欲魔立断；要宝镜寒光闪闪，就要抱愚入混沌。

没有慧剑拿什么修道？执掌慧剑的先天元神与道同在，元神和元精是人体的道和德，用后天意识心根本就够不着，用有为的方法无法得到先天真一能量，先天的东西是说不出、不知道的。哪怕开了天眼的人，看到什么图景画下来，那也是后天意识的产物，是你知道一个，把已知的描述下来，不管你是怎么知道的，也依然是后天。先天的东西是你不知道，但是

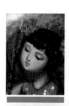

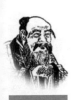

东西出来以后，有验证，你才知道。一个是过来人，修道界的权威人士的认定，一个是《道德经》、《悟真篇》等经典的认证。有了这些验证，才能证明那是先天的真东西。而练个什么法，用意识心操作，只能是后天的气功，不是老子的自然大道，接不通天地大元气。磨好慧剑，将先天天理之清与后天人欲之浊梳理清楚，就是修道。90%的工夫要干这件事，老子用八十一章都是讲这个，只要把一章弄懂并真正做到了，就成功了。修心能到见证真我的地步，大道自然上身，时时刻刻不停息，你忙乎你的，老天在替你做功，哪里还用什么法、什么功的费事。老子说的"以智治国国之贼"，很多人根本不听，法迷法执，抱着贼可亲了，并且一点儿也不觉悟。

66 心死道存心默道守

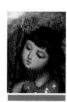

第六十六章　后已

江海所以能为百谷王者，以其善下之，故能为百谷王。是以欲上民，必以言下之；欲先民，必以身后之。是以圣人处上而民不重，处前而民不害。是以天下乐推而不厌，以其不争，故天下莫能与之争。

后已是说让自己居后，后天意识心居次要地位的意思。退、弱、柔、和，必须无意识才能做到。老子说的无知无欲，无为入静，静中生动，此一动，是宇宙大元气和自身小元气的接通，其中启动的是自己的主元神，因为心死道存，心默道守。自身的主元神，是与道同体的不生不灭的真我，真我带来的是宇宙和自身同频共振的永不停息的真一之炁，永恒不衰，人就因为有自以为大的后天意识心，使所得天之元气悉数散漫于一身尸气之间。老子谆谆教导虚其心，亲近本元才是生命之根。可是，千年以来，孔子盛行的后天意识心当道的历史，即使是学佛修道的人，也免不了受时代氛围的影响，观想、念咒、以意领气，都是在后天意识的圈子里作为。当时佛陀在菩提树下静坐七天，静极生动，启动了与道一体的真我。那个不生不灭的生命大根本，才是拯救一切的真东西。佛陀验证了老子的理论，可是后世学佛修道的，认为二位圣人的东西太高了，达不到，就退而求其次来了一套有为的方法。有为的人心随时在生在灭，生灭之心能坚持多久？

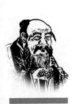
那个不生不灭的宇宙大元气，就像人的心跳一样，只是比心跳的节奏慢很多，一刻不停。心跳是人体之道的自然，宇宙的大元气好比宇宙的脉搏心跳，人心怎能控制？谁能控制自己的心跳？一天到晚什么事情都不干，总是一刻不离地采气，累死了也是假的，真东西不用人心，自动一刻不停地在身上出现。对于后天意识，人心这个弱智的蠢家伙，怎么修理它，老子在这一章里讲"后已"，让后天意识心退后，真一之炁就可以到来，到来以后，偶然需要后天意识心配合，它表面上居前、居上的有为，但骨子里还是不黏着、不执着的无为，这样的有为相当于无为，也就是识神替元神在办事，对于真一之炁来说也没有妨碍。

江海指聚集水的地方，说的是水善处下；百谷指天地万物。水为天地之脉，为万物之滋，借水譬道，水的退、弱、柔、和，天地万物都强于它，但都离不开它。道与水同体，似退、似弱、似柔、似和，所以水为百谷王，水的善下和道的能逆一样，水的体柔不绝和道的体柔长生一样，总之，清静二字。水能川流不息，是水处下的天然之势决定的。圣人在上位而不骄，顺乎民情，比喻的是有为仍以无为之心对待，学道顺乎一气。用后天意识有为的是我的意志为主，客观的炁必须服从我的调遣，以意领炁。而圣人修道是以炁为主我为宾，想要通先天一炁，神光内照，闭着眼睛看自己的下丹田，什么物质的东西都看不见，只是一个空，越空炁越足，口中神水立刻涌出，就是炁从腹部上行到头部的验证。这是说的圣人故欲上民，先以下之。居上以退，以弱、以柔、以和，则民无变。道以退，以弱、以柔、以和，则气骤，所以无重无害，民不争，气不散。处下处后，虽有帝王之位，无震慑之威，所以不重，掌神灵之统，无凌厉之气，所以不害。圣人指元神，民指元气，万缘放下，以目视鼻，以鼻对脐，降心火于丹田，玄关窍开，一阳复来，周身之炁自然齐居丹田，丹田之气自然跃跃欲动，好比江海能下百谷，百谷所以归往。元神这个人体的帝王，决定着人的生死寿夭穷通，是人体的先天能量的总根源，她却从来都默默无闻地工作，不会因为自己地位高就耀武扬威，从来见不到她，仿佛她总是躲在后面，叫"欲先民，必以身后之”。

天地万物莫如水，道莫如气，气莫如心，心默道守，安如泰山，稳如磐石，万缘不挂，毫发不染，莫如静，静则无争。除水之外、道之外，莫能如此无争，所以才莫能与之争。老子说水，说处下，说不争，剑指后天意识心，以意领气，意有生灭，意到炁到，是后天气，意灭气息，后天意识心操作的气会有生有灭。无心元神现，真气产，观真气之冲和，一任其上下往来，意识心居下处后，毫不干涉，真气会永不停息。人得到长生不衰之先天真气，才开始迈入众妙之门。

处下、处后、柔和也是有道之人的状态。著名学者王大有先生，前两天来画室交流，那是专业美术出身又是修道的上乘高手，非常谦逊，自始至终流露的是孩子般的天真，有时还很害羞地说自己的天眼有时能看到，有时看不到。凭他的揭秘天机的等身著作，通天知地察人大大仙的本事，可以住最好的房子，但依旧住窄小的旧房，一般人早就弟子成群弄个门派什么的，他把这些都看破了，只是把精力花在养清神上，无论说到什么，没有一点儿成见。我想让他解释画室里拍到的红色灵光团，他说那是菩萨级别的能量，看到这里炁好来采气的。问什么他应什么，他自己完全是空的，真是一点私都没有的干净。所谓的私就是人的意识心，功利目的。一般人说话行动都是从自身的目的出发的，热情喜悦等都是和他的目的相联系的，不是纯净自然的，所以看了就不舒服。王先生表面上是个老人，笑容露出的里面的神是个儿童，真是舒服极了，完全的先天状态，我将要感冒的不适也被那种清神之干净不治而愈了。

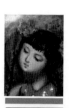

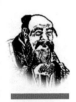

67 慈虽敦厚内有勇存

第六十七章　三宝

天下皆谓我大，似不肖。夫唯大，故似不肖。若肖，久矣其细也夫。我有三宝，持而保之：一曰慈，二曰俭，三曰不敢为天下先。慈故能勇，俭故能广，不敢为天下先，故能成器长。今舍慈且勇，舍俭且广，舍后且先，死矣。夫慈，以战则胜，以守则固，天将救之，以慈卫之。

这一章讲慈、俭、居后三宝，说的是如何养人之天性。道之微世人罕知，天下人都说道大，大不足入道，不肖指大而不微，好像只有大，殊不知正因为道隐道微，才是入道之门。修道者笃慎谨守，无不合道。什么是道？我有三宝，一曰慈，二曰俭，三曰不敢为天下先。慈指惇厚；俭指朴素；不敢为天下先指退守。有一颗仁厚和顺的心，才能做到清静无心，才能做到忘物忘形，才能做到舍己从人。慈虽敦厚，内有勇存；俭有素风，其量含洪；后常退守，自广自大，人莫能知。

道大，用后天意识描述它的形状的大小，是不可思议的。道包含一切，大到没有东西可以形容。而这个大又体现在小上，因包含一切又穿透一切。道大浩然之气，至大至刚；道小无名之朴，至隐至微。人得之则生，失之则死，自有而无，自微弱而显著，说道大明道，不如说道微显道。静中生动，真一之炁由弱到强，那就是道以德一之炁在人体的显现，就是无极之极，不神之神，至细至微。无大无细，非大非细，即大即细，用后天意识心不可知。只有亲身去体验，让元神告诉你实实在在的感受。

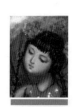

人体的先天大智慧领域如何进入？老子给了三宝，后天的人心达到这三种境界就可以进入。这三宝就是一慈，二俭，三不敢为天下先。慈就是仁，就是万善，就是天良，天之元，天生每个人时都赋予了他仁慈的天性，即使是很顽劣的人，也不泯其天良。有没有慈悲心是衡量一个人道行的标志，骄傲自大，盛气凌人，暴跳如雷，内在的性不恬静，气不平和，离道还差得很远。涵养慈悲心就是修道，甚至养小动物，非常疼爱它，也是一种养慈，慈中有仁，仁中有善，培养出的是一团和气。守慈能善，仁在其中，道在其中。慈几乎等于德一能量，先天一气，有了一气，四肢百骸都归顺中元，人进入长生的旅程。"慈故能勇"，勇指强壮，人的天性强壮才是真正的强壮；慈是养性，养寸衷之性，得万物之安，性定气和，谨慎笃厚，内和其光，外敛其形，内外贞白，叫慈。

俭就是节约心思、涵养元神。不俭是因为不知道生命的真假，真的只有一灵，其他的都是假的。不知道真假，所以很豪华奢侈，满足了人欲人心，伤害了元神的能量。多藏必厚亡，有形世界的多，需要用意识心去争取，损耗的都是元气。用有限的人生几十年，将元神涵养成就，解决了千年的长生。我们每个人的灵，多数时候都是飘浮在宇宙空间，投胎为阳界的人身的机会并不多。不知俭就是白来一趟，守俭就是守本分，得一万事毕，俭才能靠近一，离本元很近。慎举动，省思虑，致一心于方寸，百体归一，俭才能广。博而荒，只须俭而微，一心皈依命，五体投诚。俭德为怀，愈俭愈广博。

不敢为天下先指退守、居后。这是道的体用决定的。道之体是元神的灵觉，道之用是气的冲和。后天意识心灭绝，默默的先天元神才会被唤醒，真意之气才会被带入体内。或者说，元神和真一之气本来在每个人的身上，后天意识心一歇，才能感觉到人体先天的能量在身，平时被意识心掩藏了。能慈悲、简约、居后就是顺天道，就会成道、成器。道是神龙见首不见尾，

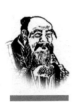

人心中一片和蔼仁慈就是道。

　　慈与勇、俭与广、后与先之间是本末的关系。知慈知俭知后是求道之本，勇、广、先是奉道末端的事，不能舍本逐末。广就会贪，先就会争，就是就死之路。不务慈而务勇，不务俭而务广，不居后而居先，如此，则心是凡心，气是凡气，人身虽存，天性已灭，没有不死的。图勇广而不柔和，图先而不后，这样的人，其器不长。器指中宫，中宫为神室，立性之所，性不立，命无所依，人不能不死。空虚若有，实中还无，所以器成，器成不死叫道。勇广再加上先，是向死之路。和柔退守而固，刚柔相当，阴阳合宜，乾坤有序，夫妻和合，子母不离，先天可保。退守灰心，柔和绝意，慈俭断情，六贼不侵，三尸无害，我用空防范，没有门户，从何入来？所以说清而慈，静而俭，忘形物而不先。夫慈，以战则胜，以守则固，天将救之，以慈卫之。战比喻临炉进火烧退三尸九虫等，守比喻沐浴保固胎婴元神，都是源自一颗柔和之心，能柔顺乎天下，天下莫能与争，顺天道，天默默地成就你。总之，养慈、养俭、居后就是养先天，就可以入道。

68 先天的善性能量充足

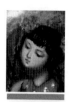

第六十八章　配天

　　善为士者不武，善战者不怒，善胜敌者不争，善用人者为之下。是为不争之德，是为用人之力，是谓配天，古之极。

　　这一章是讲清更静、弱更柔的意思。"善为士"的"士"，当"道"字看，善守道的人，像天之虚，地之宁，山静水清而不武，不武就是静极不动。善为道之士，至清而不动。善战者，听天机之自然，不假造作，无系于心，无关于情，无动于念，听天机之自转，无毫发之染，所以不怒。善胜敌者，强则多败，柔则克之，以气御之，无钟于情，不假于争，空中胜之，无理争之，以无以空，所以不争。善用人者，人即是先天，到无为处，随二气之周流，任五行之运动，不用修而为之下，叫"不争之德"。不争之德，即是无为之道，如此才叫用人之力。静极氝生，氝生神化，神化归空。力指道力，这才叫用道之力，叫"配天"。天以无为而治，道以无为而成，玄妙合天叫"配天"。古人用淳化之风，道以淳化而成。天，高也，虚也。古之淳，道之玄，都是至极精微之处，叫"配天，古之极"，无上的真理。都是从一善来，所以能不武。善战不怒，胜所以不争，能用人之士为下，所以能配天，古之极理。

　　配天就是天人合一。老子一连说了四个善，不武、不怒、不争、为下，

185

接着上一章的慈、俭、居后，有了本元的善性能量，性命之性是人的先天精神体的总称，性纯人才会真正的谦逊、慈爱、一片柔和。善是太阳能里的精微粒子，是人体最小的细胞。当人的后天意识淡薄的时候，善粒子就活跃，人的阴阳处在平衡状态，脸上露出的是和蔼的微笑。孩子的笑容里有天真，我们喜欢小孩，眷恋童年，那是先天的善性能量充足的缘故。如果一个成年人笑起来像个孩子，那他会是洞察天之真理的人。最近接触的王大有先生，就是有这样的笑容的人。白色的长发，仙风道骨的气质，听我说"易经"、风水，只是笑眯眯地非常轻盈地听，让我感觉恍若老子在眼前。他是通天机的国际知名高手，却非常平易、质朴、谦逊。我觉得老子"配天"这一章就是写的他。我们偶尔还会生气发火，那是性不纯，后天意识的残渣在发霉放毒，还要好好修炼。

用道力胜过万倍的用人力。什么叫天？你遇到的，上天给你呈现的，就是天的安排。你向往的、你希望的和事实的呈现一致，那就是配天。有句话说"你有的就是最好的"，我们往往没有慧眼，不认识自己，不明白天意，只是看到表面的东西，被南来北往的缘牵着鼻子走，好像你的愿望实现起来很困难。其实，天衣是无缝的，一切天都安排好了，你只管埋头拉车，替天行道。得道多助，需要什么，上天就自动给你送来什么，不用策划，不用人为的安排，大家都是上天手里的一个棋子，听天的话永远是对的。

我们的问题是不知道意识心的愚昧，人为的东西的假。比如真阳之火生起后，在进火的阶段要猛烹急炼，那是为了煅烧阴渣，清理掉身上累世的负面信息，打通经络，给真气的运转扫清道路。这时好像一个打仗的将军，所向披靡，赫然震怒。经此一洗炼，凡骨化为玉骨，凡身化为金身，正是一战平天下。但是这武火，不是人的意念猛烈，一天要练多少小时、多少万下，而是真气足，浩然之气自然在体内寻找出路使然。神凝无凝，息调无调，纯任乎天，不杂以人，不夹杂半点人为的意念。义精仁熟，毫无争功争能之心，仁者无敌。谦和柔顺，虚己下人，一任气机之动静，以气机转移为主，识神配合做宾。载载安和，时时柔顺，以不争之心顺理以施，就像天无言，却四时行焉，百物生焉。

我们的元神就是无言的天，我们在喊"我的天"的时候，好像天很不得了，其实，我们的元神就是很不得了的每个人自己的老天爷。只要放松，抛弃任何僵死的理念，你的老天爷就出场了，你的灵魂就活跃起来，你的创造的灵感就不断涌现。我们的专业教育，让我们拥抱了很多的观念的尸体，把我们变成机器人。每个人的精神都在找出路，先找到自己的元神，人生的路，创作的路，元神会执行天的旨意，自动指引给你。

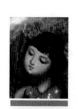

69 元神带来宇宙真一之炁

第六十九章　玄用

　　用兵有言：“吾不敢为主而为客，不敢进寸而退尺。”是谓行无行，攘无臂，扔无敌，执无兵。祸莫大于轻敌，轻敌几丧吾宝。故抗兵相加，哀者胜矣。

　　这一章讲随机而动。随天机之舒动，任阴阳之运行，不待造作而为道，借兵以喻气，说行道无须用心，不用著意。“用兵有言”，起下文之意。修真者，“不敢为主”，主指的是用心著意。客指的是我之真元神。清静天真，候阴阳二气来升，不敢用意念引导在前，而退于后，静等真一之炁的自然光临。一段中和之气，天地位焉，万物育焉，在乎精粹纯一，常处中和的景象，叫“行无行，攘无臂”，任天河之水流。

　　“扔无敌”，待他生而我方迎之。真一之炁来我接受欢迎，而不是用意念硬拉来。“执无兵”，他虽胜，我以柔制之。他来的时候很猛，性感强烈得很，静心，用心火中的真阴真水来既济，欲火就会得到平复。我若以意迎之，心取之，是我轻敌，祸莫大于轻敌。轻敌者，几丧吾宝，致崩于鼎，漏于真，大道失矣。皆因抗兵相加之故，而不能胜。衰弱退后者胜之，用兵无他，中和而已。

　　主宾指先天元神为主，后天意识心配合为辅为宾。第二层意思是真一之炁为主，我为宾。元神是通天道心，后天意识是智障人心。元神带来宇宙真一之炁，识神带来的只是后天气质之气。两者是天地的差别，可惜太多的人用人心捣鼓出来的气质之气还以为真。用人心操作二十多年都开不了玄关，费劲得很。用虚无元神道心，不练功，到时候自然开关展窍。喜欢修炼的年轻人，一定要吸取前辈的教训，人生短暂，没有那么多时间浪费。不敢就是谨慎，谨慎什么？谨慎的就是人心，后天意识心。丹是精华能量天然合成，意识心一动会毁丹，因此要步步小心。当真一之气出现，最怕的是人为的干涉，要始终保持无念的先天状态，那个元气的先天能量才会安然地拥抱你。睁着眼睛无念的先天状态，你可以开启天眼，看到多层空间的信息。但是，你的后天意识心一起想分辨，那个空间的东西立刻消失。总是无我无为的状态，像一个摄像机的镜头对着太阳光，其中的宇宙奥秘尽收眼底，肉眼也成了天眼。今天早晨起来，8点钟的太阳从窗户射入北墙根，好像在和我招手，真是高兴，顾不上洗脸，抓起照相机看看里面有什么。王大有先生告诉我红色的光团是菩萨级别的能量，如果有蓝色的光团，易经中的巽卦是蓝色，是风的寓意。今天2月17日刮风，看到的是蓝色能量团，平时天气好时白色光团居多，也有朱红色的、粉红色的。王先生说他们是来采气的，这话我不喜欢。什么采不采的，气好才会有神来采，大家是朋友伙伴，只不过我的光团暂时栖息在了人身上，没有你我他的分别。原本人类皆兄弟，因为元神都是一家神。

真阳之气的发生，气机盛壮才可以进火行功。用人为的意念做小周天，意念带出的是邪火，必然伤身。后天意念是很凶恶的，先天瑰宝真一之炁最怕这后天的尸贼。待坎中真气自动，离中神光下注。意守丹田，怀着渴望，以意导气，都是错的。关于进退，修道就像时间一样无法后退，因为当时的天场能量在身上感应，都是当下的事，无法重复，无法重来。如果是三天打鱼两天晒网地练功，结果是进一寸，退一尺。每天都入静、入定，每天都会提高。忘记了，混在人群中吃吃喝喝，回来静下来，发现功力减退很多，要很长时间才能恢复。

修丹好像是人为的事，但是，一定是无为才能成就。归根复命之道是常行之道，不可智取，不可作为而得。顺乎自然，学如不学，功而无功，顺势前行，无一把持。知进退的进阳火退阴符的循环，相当于日月的交替，月亮一个圆缺的能量变化，进阳火和温养前后相继，圣婴在阴阳交替的能量养育中，才会长大成神。阳火的进退本来是自然的，但是人为的意识一干涉，火大了还要加火，就会火起伤丹，炉残鼎败，铅汞一齐飞散。妄作聪明，长生之宝必因后天意识的残害而无存。抗兵相加，哀者胜，惟一片仁慈，出之以和平，行之以柔顺，自然所向披靡。

70 道是人所不学而知的天良

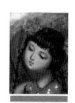
第七十章　知难

吾言甚易知，甚易行，天下莫能知，莫能行。言有宗，事有君。夫唯无知，是以不我知也。知我者希，则我者贵。是以圣人被褐怀玉。

我知我有，人知我无，我行甚易，人言我行难。大道贵于己知，不公天下。吾者我也，我非我之身，即我之神也。定于性，静于神，定静恒常，我难言妙，虽难言易，而行甚易，叫"吾言甚易"，道难乎知。知者易行，我知其易。"天下莫能知"，天下指一身，炁生于混沌，入于冥忘，昏默之中，不知我存，所以莫能知；昏默之中，无有运用，随天机之自动，我不能为主，所以说莫能行。言指口口相授，片言一语之中，指点一二，就有了宗旨，有了把柄，叫"言有宗"。君指心，万事从心，心存意在，心死浑忘，浑忘之中，自有主宰，历历自验，叫"事有君"。惟无知，乃能成道，所以不我知。独修独行，孤陋寡闻，如坐磐石，性似太阴，气若长河，川流不息之中，惟我自乐。知我者，所以希，希我知者，是以自贵。古之圣人，外表穿着粗布衣衫，外若无为，内实怀玉。玉者，虚灵之至宝，无为之至真，怀我之宝，怀我之真，天下罕知。

老子的道，元神甚易知，为什么？因为道本来在每个人的身上，人心固有之天良，日用常行之事，须臾没有离开过。道是人所不学而知的良知，

191

人所不学而能的良能。何必舍近求远，到处访道求师？只需掉转方向向内，静观喜怒哀乐未发的气象，六根关闭，性定神清，见得本来面目，人欲易净，天理复明。人的后天意识泯灭，天真就呈现。要天真呈现，就要单独，入于昏默，不知有我，随炁运转，顺天而为。要是和别人在一起，会受到很大的干扰。只有道友，大家都是无我的，天是老大，都顺天。而一般的人是人心当家，不知道天是主宰，谦逊恭敬这些人，势必远离自然。单独、独行并不孤，和天德在一起，其乐无穷。圣人外表披至贱之褐，内怀至贵之玉。晦迹山林，藏身岩穴，惟顺性命之理，参天地之道，别人知不知道根本不关心。

言有宗，事有君。修道的宗旨就是一个静字，由静通玄关开始入道、体道，啜饮那生生不息的生机之源，一个"中"字就是宗旨。守有形之中，神光下注丹田，不即不离；守无形之中，就是不闻不见，无思无虑的真我呈现。整部《道德经》，说的都是大元气，方法就是静和守中，开关展窍是入道的起始。这也是大道的宗旨，大道的简易。而太多的人不求易反求难，不务真常大道，反求糟粕之绪余，比如法术的刑名、术数等，越学得多心越慌，事越繁性越劣。掌握了大道的宗旨，得一万事毕，道通处处通。道通必然神通，种种法术不过是神通玩儿出来的。《易经》、风水、中医、兵法等都是树枝，道是大树的根，通了道自然就是医生，可以看到无形世界就是真的风水先生，看得见未来自然就是预测大师。做事相当于用兵，自然与天机合一，是最大的谋略家。

入道无非凝神调息，回观本窍，心无其心，才会心平气和，心平神才开始凝，气和息才开始调。心不起波叫平，守中叫平。平在、中在、心在，通天能的玄关即开，之后的进火退符等功虽然是有为，但必须是谦和柔顺，勿助勿忘，无中生有，有又归无，才合天然。学道的人了解道的大根本才能读懂老子，知道行道，必然是得于中，不羡慕身外的东西，像圣人被褐怀玉，真一之炁在体内生生不已。心不再为有形的东西奴役，真性不再会被气所累，守住本性天德之良。

71 每个人的元神就是真知不知

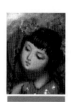

第七十一章　知病

知不知，上；不知知，病。夫唯病病，是以不病。圣人之不病也，以其病病，是以不病。

这一章讲无言开化，无为修身。圣人知道，实无所知；无所知，才是真知。上等之人，不知其言，不知其修，所以不知为真知，俱在先天中一炁运行，五行自转，阴阳无意而和，造化无意而成，如此观之，有何知之？所以不知为知，真知者不知。真知之人，凤根清静，叫上，上不知之。溺心者、专意者，死死运行，是为我病。"夫惟病病"，在后天意识心上下工夫的这个毛病，死死运行，溺意专意，不随天机自动，灵神自舒，强为我知，所以是病，这个有为的才是真病。清心静意者、忘物忘形者，立命于虚无，存性于空灵，坐如磐石，气若流水，四时无寒暑，人们以为我有病不正常，这才是不病。圣人不病，以其病，人亦病之，病是以不病。

上等的功法，上等大根器的人，都是无为，什么也不知道而达到很高的境界。为什么？因为真道就是自然，真自然的人就是活道，本真地活在先天境界的自然人。听一位老修行者说，别看某人问东问西的，什么都不懂似的，没见过哪个人的道行高过他。我认识这个人，傻乎乎的，他确实不知道那些修道的名堂，什么上玄关、下玄关，什么一圣神，可是他身体

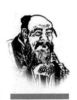

自然达到的状况，令老修行者们羡慕不已。仿佛一圣神整天坐在他鼻子上替他搬运天德能量，已经得一万事毕，本人却全不懂。这就是真道，就是上等功法的太上法门。谁标榜自己的门派是太上一脉，修神修气的有为，都不能称为太上法门，学子要明理甄别。

这就是真知不知，我们每个人的元神就是真知不知。元神无语却明镜无尘，止水无波，物来毕照，智而若愚，一灵炯炯，照彻三千世界。后天意识心很累，慧性的光明很暗，照不了多远，苦心苦虑，自作聪明，揣测臆度，非神灵之了照，所以是病。圣人的慧光了照一切，自有先见之明，绝无卜度之臆，所以凡人有病，圣人无病。后天意识心是最大的患，圣人免于此大患，就是因为圣人常以此患为患，所以才无患。

元神这个真知才是招摄元精的主角，打坐先要请出知不知的元神，坐一阵子空空无物后，才将神光下注，后天精血被神火锻造，才生出一点真炁来。这个炁叫水中金，这段功夫是水火既济，坎离交媾。离不仅属心，六根都是离火主事。坎水不止在肾腑，全身到处是精。凡精所有，无非是气，精气所在，都是坎水。神凝在哪里，哪里就是水火交媾，所以浑身无处不丹田。这个从有为到半无为的阶段，只是产药。等到真阳之火燃气，先天命的能量调动起来，元神与真阳中的元精合一，完全无为自然的乾坤交媾，才能结丹，才可以开始炼神丹为真仙子。到了功夫的上等阶段，不用功法，学子神而明之即可。总之，上乘、上等的是知不知的元神，下等的病态的是后天意识心。

72 元神通宇宙万事万物

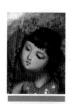

第七十二章　爱己

民不畏威，则大威至矣。无狭其所居，无厌其所生。夫唯不厌，是以不厌。是以圣人自知不自见，自爱不自贵，故去彼取此。

民指先天至宝，威是使用的意思。至道无使，至玄无用，冥然自生自化，不用有为，虚灵至极，明心见性，先天自生，流贯天下，意不使，心不用，至宝不畏其威，才叫大威至。狭，狭小限于所存之处。大道无所处，待先天见，自有着落，命即存，叫"无狭其所居"。先天见，万国九州，无不通透畅然，性命从此合一，归于虚无之中，接天地之度数，合日月之仪，秉乾坤之象，符阴阳之气，同四时之生，化肃杀之机，长长如是不间断，叫"不厌其所生"。

元神居广大虚无世界，识神居感官有形世界之狭小。人在最初的太和一炁时，就有了元神，娘胎里从阴阳细胞到四肢五脏俱全的人，出生后的无知无识，都是一点含灵之气的元神使然。降临人世后，元神隐伏于人身虚无窟之中，人要修道让元神做主，只有一无所知，一无所有，元神才会显现，妙灵自生。识神是人身精灵之鬼，历劫轮回的种子，必须五官俱备，四肢百骸齐全，精灵之魂魄有所依附，识神才降生。元神是先天，识神是后天。出生后，元神识神同在：元神当家，识神退位；识神当家，元神被遮蔽。

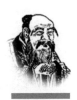

当行道时，识神也是元神。当无道背道时，元神也是识神。无思无虑是元神，有为自色身出是识神。元神无形，识神有迹，一自虚无中来，一从色身中出。元神"无狭其所居"，居在宇宙广阔的空间，通宇宙万事万物。天地生生不息，元神可以引领其不生不灭、生生不已的能量到有限的肉体上，使有限的原始能量获得无止境的补充，叫"无厌其所生"。

"夫唯"是这个的意思，这个不厌，方是大道，所以道祖圣人，成道如此之不厌。不厌者，无止其所生，无厌其所化，自生自化，内含天地阴阳之理，外成山岳不动之形，外静自然之静，内动自然之动。所以圣人自知其有，而不自见其形；自爱其道，而不自贵其形。所以至圣人，去彼之形，留此之真，血化膏，心化虚，形化气，而成自然之真，去彼之假象，存此之真形。圣人修道，不畏威如此。

圣人居永恒之无涯广阔的宇宙，只知有内在的动与静，不在乎外表的名利地位，只以道为尊，以修德为贵，自知广居之安。凡人知之必见之，爱之必贵之；圣人自知不自见，自爱不自贵，慎幽独不炫耀，重无形之道，轻有形之身，更不用说浪费精气的功名利禄。圣人最终连肉身也化掉，只留真神永恒。

我们常听说的一句话叫大爱无疆，这个大爱是后天意识心想象不到的，不是什么我的钱给别人了，救助灾区了，那只是小爱。爱别人，帮助别人都是小爱。大爱是爱人类、爱众生。如何爱才是大爱？人类、万物众生一体，都是道德子孙，天良无存，天罚不贷，凶灾不免。人类自以为大，离德失道久矣，只有道德可以拯救一切。作为个人得道证道，其广博的道德能量自然分布给众生，从生之根本上帮助众生，才是大爱。一人得道，鸡犬升天。道是不可思议的穿透一切的宇宙之神，只有得真道，在无形无限上做文章，传播真道，唤醒每个人生命中的天良慈善，世界才会和谐，社会才会和谐，人与人之间才会和谐，才是大爱。

老子这一章"爱己"，说的就是大爱。己就是真我，见真我，证真我，才是大爱，才是世界最缺的，才是真正的拯救。好道、修道的人们，舍身向道，利益众生，真实不虚。这才是有志向。一般的个人成就只是职业生存，谈不到志。没有居于广大宇宙的得道仙圣，没有《道德经》的千年指引，哪有人间的平安康乐。李铁梅唱的"做人要做这样的人"，道就是共产主义。做人要做有道德的人，就是共产主义接班人。做人要做得道的人，众生一体，一人归道体就可以救赎众生。这才是大爱。

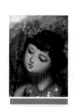

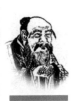

73 天地坏而真灵不崩

第七十三章　任为

勇于敢则杀，勇于不敢则活。此两者，或利或害。天之所恶，孰知其故？是以圣人犹难之。天之道，不争而善胜，不言而善应，不召而自来，然而善谋。天网恢恢，疏而不失。

这一章讲清静自然的功夫，无为至玄的大道。勇敢的人有三种，有血气的、有强力的、有果断的，这是世间的勇气。修真的勇气，割爱坚固自己的志向。"勇于敢"，身心为利名所牵，命所以被杀，先天尽，三宝耗，真元死，所以是被杀，叫"勇于敢则杀"。心静而空，意绝而忘，欲断而无，常存柔弱中和，无世尘所染，戒慎恐惧之心，常常清静虚无，与天同体，则真元来朝，一气周流，无毫发所染，湛寂自然，任二气流通，日月共照，其道乃得，这叫"勇于不敢"。天地坏而真灵不崩，世世长存，叫活。内清真朝，内静气固，清静养神，虚灵死心，叫活。只有性存，命来固蒂，才叫活。

用后天意识的叫"勇于敢"，不用后天意识的叫"勇于不敢"，前者杀，后者活。人的意识心一动，能量就向外，水火就未济，心肾就不交。所以有白天黑夜，有工作与睡眠。在睡觉的时候，人的意识停止，心肾就相交，水火就既济。如果白天也能像睡眠时一样不动后天意识心，能保持多长时间，就有多长时间的心肾交，水火合一。阴阳二相交就是太极，人的元气就会生生不息地增长。所以，后天意识是元气生死的关键。杀的就是后天意识心，活的就是元神。

是杀是活，这两者或利或害，言其利则杀，所以是害。天之所恶，盗其至宝，行事不合天意。天之所恶，风也，云也，迷乎宇宙而不清；天之所恶，雷也，电也，震乎六合而不宁。比喻人好动而不善静，易迷而难清，这是天之所恶。天指的是元神，意取耗元神的真气，意识心存耗元神的真精，后天口鼻呼吸通耗元神的气，意念导引的小周天等气的内运耗其神，这些都是我之真灵所恶。天即我真，我之真，精一纯粹。谁能了解元神，谁能知道天所恶。好动、喜欢有为的人，属于"勇于敢"，所以天恶之而杀。清静自然，笃慎谦柔，中和之勇，属于"勇于不敢"，所以天不恶而活。勇于敢的人，易进而不成；勇于不敢的人，难进而易成就。

"是以圣人犹难之"，圣人体天合道，清虚混元，与天道相亲相近，但即使是圣人对天道之玄微也感到莫测，何况一般的人。"不争而善胜"，胜，起，来之意。至宝来而天下暗迷，则炁混沌不分，二炁交合，成为太极，五行运动而有，归于虚无而成；无极，与道合真，湛然常寂，叫天道"不争而善胜"。天道既不争，不争，即不言，不言而善行，不取其意，不用其心，真炁合一，自然来矣。所以圣人犹此之难，不谋于有，不谋于心，不谋于意，而谋于湛寂杳然，浑然一体，不知其道，不知其玄，而天网恢恢。恢恢指死心，天指元神，网是昏默无主之意，疏是忘物忘形。物形既忘，而真心不失。"而"字，指形物，别当虚字看。我之真，昏默不醒，形物不分，不失真性，常存真心，了然至道，何杀之有？何恶之有？无利害不生，以此常活，叫"天网恢恢，疏而不失"之勇。

生杀利害是相济的关系，白天黑夜，阳升阳降，天之道，生杀共用，具生机于杀机之中，伏活机于死机之内，此中妙用，虽圣人犹难知之。至人以无思无虑之真，默运神功于生杀之舍，暗袭天机于造化之宫，入水府，造金乡，绝视听，杀者生之，生者杀之，身内身外，大小元气，如母子相抱，

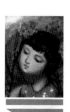

不招自来，不谋自合。天道化生如弹出的子弹，神龙见首不见尾，无所知其出，无所知其来，生杀祸福都恰如其分。天之道虽然神秘莫测，但并不远，就是自然之道；并不大，就是个善粒子。自然善性的能量够了，就容易得很，就会善胜、善应、自来、善谋，而其中关键的因素要元神永在，真性常存，虚灵元神在虚空，虚空即道，道即天，元神通就通天。

74 元神自动取它的粮食元精

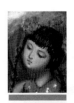
第七十四章　制惑

民不畏死，奈何以死惧之？若使民常畏死，而为奇者，吾得执而杀之，孰敢？常有司杀者杀。夫代司杀者杀，是代大匠斫，夫代大匠斫者，希有不伤其手者矣。

这一章教人静心排除诱惑。先说字面的意思，百姓不怕死拿死吓唬管什么用？要让百姓怕死，用杀一儆百的方式，少惩而多戒，父亲把儿子管住了，哥哥把弟弟管住了，百姓自己就会老实了，看谁还敢闹？这个出来杀人的是天吏，是天杀。如果不是天杀，被杀的不服，以暴治暴，越治越乱。倘若有人出来代替天行刑，好像代替一个技艺高超的木匠挥动神釜，肯定是要伤手的。老子比喻的是戒欲、戒诱惑，不能用人为的东西强制，而要靠天然的力量治理。戒律是给不修心的人用的，菩萨善护念，心地纯净，不戒自戒。真阳之火生起，人的性感强烈，有的人火烧到后背，只好跳入水中降火。真火是先天真阳，只有用先天真阴才能自然降服，离卦中的阴爻，是火中之水，真水降真火。用人为的办法，哪怕是泄欲都不行。

静心是根本，静心就深入大脑的核心层，自然性欲就很淡，性定于平。清静心地，什么念头都没有，自然也没有了爱欲的念头。割断爱根，虚无下手，

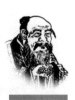

实处落脚，以空还空，实有所得，得后返空，寂然至道。进入到这个境界，保证平安无事。"民不畏死"，民指气。清静惜气，内秉中和，外无耗散，坦然自固，与天同久，湛然常存，何死之有？叫"民不畏死，奈何以死惧"。人的性活动背后的能源是元精，性欲起来从事性活动，消耗了元精。顺则生人，逆则修仙。一般人顺道，不返于逆，日耗真元，常耗不固，年年不惜，日日不保，以至于老朽枯槁，哪有不死的？咎由自取，自己找死该是不怕死，怎么又怕死了？

　　如果让人怕死，避免性活动，孤寡单独，阴阳不合，万物而不生，谓之奇者，指单独没有异性伙伴。奇指阳性，偶指阴性，阴阳合而成道。"吾得执而杀之"，我得至道，谁能杀害之？至道有形无质，有影无迹，我得其妙，谁能杀之？还有一层意思，性定欲平，吾得执而杀之，执的是深深的入定，元神自动取走它的粮食元精，所谓的真水治真火，过强的性感状态被阴阳平衡，化作一团和气，这是至道的内涵。性欲被自然化掉，人就不闹得慌了。这叫以有道驱无道，以大义诛不义，以至仁杀不仁，用无为元神治万神。

　　"孰敢？常有司杀者杀。"有司指我心。我死心，让心无主，不起思念妄想，也不排除杂念，不起执著，常常平等而不动，谁还能用欲念扰乱我，杀害我，没这个道理。我一念不生，那个性感的状态不过是元精生起，它生就生，我不理不管，哪里用得着动什么心思把它克制下去。清静自得，无使我之心、乱我之至道，叫"孰敢？常有司杀者杀"。杀是乱其本心，无所不为，自耗真元，自取其死而杀之。排除杂念本身也是一个后天意识，有了它也会有元精的消耗，所以是死。

　　"夫代司杀者杀"，是我随心转动，不能自主，自己害自己，叫"代司杀者杀"。我害道也，叫"代司杀者"，所以杀。大匠指巧工。巧工之人，玲珑其心，虚灵其神，贯通其意，无所不作，了彻于胸。若使愚蠢之辈，代而作之，必害其事，所以杀之。倘若能免其害，很少有不伤手的。比如无为修道的人，巧精巧炁，又巧神，虚无自然之理，空洞自玄之妙，湛寂

内在小孩解道德经

74 元神自动取它的粮食元精

202

贞常之道，天然自得，与天地同体，与日月合期，阴阳自然好合，五行自然流贯，内秉至道，外合真全。假使有为之辈，昼夜运行，后天抽添谷气，犹如愚蠢之辈，代大匠而斫，没有不害其生者也。有为的人，不明至道，随心搬弄，没有不死的。只要惜精惜气惜神，尽性以俟命，命归而返合于性，打成一片才是道。如果是这样，民不畏死，何惧之有？所以用大匠比喻。代之者，没有不伤其手的。

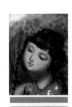

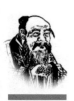

75 后天意识心是人身的第一大鬼

第七十五章　贪损

　　民之饥，以其上食税之多也，是以饥。民之难治，以其上之有为也，是以难治。民之轻死，以其上求生之厚也，是以轻死。夫唯无以生为者，是贤于贵生。

　　这一章讲因为贪婪而损耗元精，要以无为自化，不求生而乃长生。人的贪心导致元精大量消耗，元精的消耗就是慢性自杀，可是人们根本就轻视元精的消耗，也就是轻视死亡。但表面上人们却急欲健康，急欲长生。人们的行为和愿望完全相反而不知，一般人就是这样悲哀。殊不知后天意识心是人身的第一大鬼，时时刻刻在吞噬你的元精，蚕食你的健康与寿命，是人身的灾难、痛病的祸根、人类的头号敌人。可惜，绝大多数人一辈子抱着尸鬼津津乐道。打开电视，都是这种津津乐道，明白了就非常讨厌看电视。多年前在国外就流行要惩罚谁就让他看电视。生活中正在发生许多有趣好玩的活泼泼的事情，造假的电视是最不好玩的。

　　"民之饥"，民指气，我不食，饥从何来？以其惜气保身，闭五官之门，固我真之室。人若大开门户，贪好五味，日渐一日，习气太甚，所以饥。人饥因为爱身之故，殊不知反受其殃，因此而死，像那种用后天意识心长生者。"上食税之多"的"上"指心。心不贪求，口才不贪味，一心内照，所以不饥。心食税之多，税指敛。人不食，不是要人辟谷，是要人一心内固，不贪不求，食而不知其味，一心向道，所以无饥。一心贪求，所以饥，拿思食之心思道，何道不成？拿税食之心税身，何身不久？这样才叫不饥。

"民之难治"，因我之思多、心多，思多则欲生，心多则事多，欲静事清，民岂难治？因为在上之心无为，明心见性，气有顺逆，以无为自化，和于中，静于内，怎能不治？虽嘴上说无为心却不死，所以难治。肉心死而真心见，无为化作有作。有作者，天然自动之机，阴阳随分之化，乾坤从无而生坎离，坎离得混元之气合至道，再复返于清静，外无息而气内输，淳化之极，有什么难治？

"民之轻死"，为什么？因为求生之切，未饥先想吃什么，吃了还想味道更好的？没冷先想穿什么，穿上了还想要更华丽的衣裳。见色思淫；见财思富，富到贪之；身安思禄，禄到求爵；爵高思寿，各种补品，终日服之，为了延年，无所不至。这是求生，求存世多活，殊不知反害其生。为什么？因贪因求，日费其思，遂耗其阳，日渐一日，是在慢性自杀。这么个做法，欲得长生，没那个道理。想求长生，用什么方法呢？心不贪求，入空无为，无求生之切，一心内固，外无贪求，不求生而固道，道存才会不死，才是贵生。如能做到，哪里还能死呢？

后天意识是带能量的，能量的来源是后天精气，意识心一动，能量外流，使身体细胞的能量处于饥饿状态。身体是自然之道，人心有为，使身体离道，身体四肢百骸躁动不安。后天意识人心的贪婪习性，在此基础上修炼长生的努力，都是越忙乎越死得快，因为有念就是离道，修身就是让身体归道，归道的拦路虎就是后天意识心。改变人心才是修道的开始，且非常艰巨，没有十年以上的功夫，休想达到清静。

人身存在多久，这个后天有限的生，是先天无限之命决定的。贵后天有限之生的各种努力，都是让人身加速消亡的根本。只有看轻人身，生活、消费、人际关系都变得万分的简单，后天人心降低到最小的限度，才会最

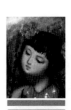

大限度地节约元精，反而是最爱这个人身。人的寿命是先天决定的，先天之心是道心，是无心，是自然之心。凡是做事纯自然，用的就是天心，比如饿了再吃，冷了再穿，恰到好处，不多不少，虽然是人心后天意识做的，也是天心做的，不会损耗元精先天能量。道、德就是先天的性、命，元神和元精，他们来自永恒无限的宇宙，如果在自己的身体上体验到这种永恒的能量，后天人生受损的先天能量，就会不断地得到修复和补充，先天的功课做好了，才会长寿、长生。

76 修道就是修柔修弱

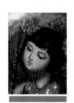

第七十六章　戒强

　　人之生也柔弱，其死也坚强。草木之生也柔脆，其死也枯槁。故坚强者死之徒，柔弱者生之徒。是以兵强则灭，木强则折。坚强处下，柔弱处上。

　　这一章教人惜气内敛，藏神内用，中和修身，无为养道。人是寄生在天地中的一物而已，物有生得时间长的，也有死得快的。人从诞生那一天起就在一步步地走向死亡，人在不断地死，同时也在因为时时刻刻的死而新生。人秉天地之秀，得阴阳四时之气，感父母乾坤之精，皆是一派中和之气，生而为人，养而成体，长而成形，得道以成仙，失道以为鬼，俱在和与不和之间，在自己的修为而已。修一颗柔和的心，所以生；坚硬僵化的心，所以死。于是才会"人之生也柔弱，其死也坚强"，没别的，只在中和二字之间。人生柔弱者，外则能保身，内则能炼神。坚强者，外则能招致杀身之祸，内则能令自己的神窒息。人之修行，好像藏物，封固坚者，无风雨霜雪之苦，所以长存；露于外者，有日晒夜露之苦，所以败之。人若体此修身，中和惜气，平等敛神，死生二路，在我之柔弱刚强之中，主动权在我不在天。

　　人若有为，强而行之，用后天意识心，坚执刚勇，一头行去，无返避之心，

207

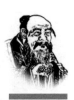

叫"其死也坚强"。人若无为，忘心灰意，听其天然，不假修为，道自混元，叫"其生也柔弱"。能这样生而不死，不能这样死而不生；去其坚强，忘其柔弱，则不死不生。"草木之生也柔脆"，万物之中，无不中和，是说万物不行不动，不睹不闻，不言不食，感天之雨露，得地之和气，无风雨折之，春夏长于外，秋冬敛于内，所以来春尚有生气，叫柔脆。"其死也枯槁"，是说可玩之材，可用之质，人之爱慕，不能忘情于它，所以遭人取之，因它之美质，所以枯槁。

另外一种解释是：不得天地之气，又无雨露之施，日暴之，风折之，不枯槁还能怎么样？比喻人之不修，丰衣玉食，功用于外，不修于内，万物之枯槁，好像人之死而不生；人之死而不生，好像万物之枯槁。一个道理，只在和与不和间。和者退也，无用，无材，无心无意，无物无形，一团混元之气，比喻的是敛神惜精。柔弱者，生之徒；坚强者，死之徒。所以客气胜和，有为害中，用意识心的结果，叫"兵强则灭"。

木是和之根，中之苗，根苗中和，内外共敛，叫木弱，反之叫木强。强而大者，处下为鬼，所以死。柔弱者，居上以成道，明心叫柔，见性叫弱。和于中叫生，明心见性，生生不已，而成道。迷于心者叫坚，乱于性者叫刚，不和于中者叫死。迷心乱性必死无疑，老子说的上下在此很清楚了。

人禀阳和之气则生，阴寒之气则死。当阳和气聚，则四肢柔顺，一身酥绵，生机不息。当寒气结，肌肤干燥，皮毛枯脱，死气将临。观四季，春夏之阳气炽万物畅茂，冬秋之阴气重万物飘零。人之生，逢阳气之温和则柔，逢阴寒之凝固则刚，其生也柔脆，其死也枯槁。观草木，木至坚，阴气盛而阳气衰，强大者生气尽而死气临。人明白弱说明生气旺，强说明死气降临，为什么不自弱而自强呢？

修道就是修柔修弱。入道的第一关玄牝之门，开玄关，那是天地人生出的最初的一口和气，至柔而至刚，至弱而至强，恍惚杳冥中，阴里含阳，杀里寓生，人能盗此虚无元始之气，则先天生生之本已得，位证天仙不难。得先天真一之气后，与日月能量同步的行火，一身酥软如绵，美快无比，那是先天氤氲蓬勃之机、冲和活泼之象，有此阳气，可炼仙丹。到后来的温养功夫，神懒于思，口懒于言，如醉如痴，如此之柔之弱才是先天阳气。这个柔和至极之气，可以将里面的神养成婴儿状的纯阳神，离开肉壳遨游宇宙，实现灵魂永生。

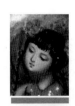

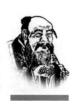

77 天道就是中和之道

第七十七章　天道

天之道，其犹张弓欤？高者抑之，下者举之，有余者损之，不足者补之。天之道，损有余而补不足，人之道则不然，损不足以奉有余。孰能以有余奉天下？唯有道者。是以圣人为而不恃，功成而不处，其不欲见贤。

这一章讲平等待人，平等修己，人道天道，不过一理，皆是致中和的道理。天之道，不言而高，不名而尊，不动而大，这是天之道。"天之道犹张弓"，弓比喻中，不高不下叫中。力大射出去了。射，去也，不为中。力小弓拉不满，弦不满则不中。天之道，犹弓，比喻不过不及。过不为中，不及也不为中，天之道中而已。不足者，补其足以为中；有余者，损其余以为中。天道如此，人道也如此，即合天道。如今人道则不是，不中不和，见有余损之，不足也损之。自恃其强壮，殊不知损之又损，怎能有余？人若合天道，内固中和，随先天之自然，不言不动。能以有余奉天下者，唯有道。

谁是有道的人？古之圣人。唯圣人能以有余奉天下，为什么？圣人不自逞，不自恃其有余，功成不自居，不争处下。圣人能合天道，犹张弓，不偏不倚，内省不有，随混元以自修，所以不自见其贤。因退修自固，以中和体天合天道，补不足、损有余合张弓。张弓就是中。凡人修道，内外合天，气秉于和，居于中，天道人道，尽矣。所以道祖以张弓比喻，不过一个"中"字。《道德经》五千言，也一"中"字尽矣，离"中"即非道。

天道一阴一阳，往来迭运，不偏不倚。阴极生阳，阳极生阴，阴盛阳衰，则抑制阴扶持阳，阳盛阴衰，则抑制阳扶持阴，与时偕行，生生化化，万年不衰。就像持弓，高者仰之，下者举之，有余者损之，不足者补之。人道则相反，损不足奉有余。人的先天能量与天道一样，至平至正，幼年的时候，纯阴纯阳，骨柔体弱却生长飞快。到后天意识心培养成熟后，火常居上，水常居下，水火不交，所以阴常有余，阳常不足，阳水为阴火所灼，人心越重，凡气越炽，天心被淹没，没有人出来纠偏，真气渐渐消亡，生机不复存在。唯有天道，火居上必照下，水居下必润上，水火平衡。阴火有余补阳水不足，阳水有余补阴火不足，补不足也同时抑制了有余，则阴阳正，损补皆自然，水火自运，阴阳自交。人道以有为而累，天道以无为而尊。

天道就是中和之道，就是善，就是给予。天地生养万物而不自知，不自以为功。圣人合天道，知道一切都不属于自己，也就不想显示贤能于世了。一切的成就能力都来自于心之光明，明心见性，性光朗照，那都是道光德能，都是道德造就的。我们人作为道德之子，只是得了母亲的恩德，真一之气，心得之有体，性得之有用。道通处处通，世间的成就不过是见性后的功用，我们不过是大道的工具和木偶。我们什么也没有，我们所有的成就都是天德地母的功劳，只不过因为我们能空掉自己，把自己变成一支空心的笛子，宇宙的音乐就会流进来而成为美妙的乐曲。

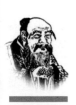

78 千心千意性能治之

第七十八章　任信

天下莫柔弱于水，而攻坚强者莫之能胜，以其无以易之。故柔胜刚，弱胜强，天下莫不知，莫能行。是以圣人云："受国之垢，是为社稷主；受国之不祥，是为天下王。"正言若反。

这一章教人以柔以弱修身，以和以中修道。天下之至弱莫过于水，水的性柔，体水之柔，就可以得道。天下之至坚强者是土，万物不能强于土，惟水能战胜之，水之柔，能克刚。水比喻的是人之性，人之万情万欲，千心千意，性能治之。性若水，心地清静。性若水，形骸随之。水能长养万物，性能收伏身心；水能滋土，性能固道。用心非道，离心也非道，比喻"天下柔弱莫若水"。性非气质之性，清静天命，本来之性，坚强莫如水。谁能行此水，谁能胜此水，叫莫能行，莫能胜。

能承受一国之垢者才可以为国君，承受了国家的灾难叫天下王。这个国君、天下王就是水的柔弱。社稷指我身，天下指我形。性柔弱，心能和之，心和气固，气固道存，道存真显，真心现，方知玄里微妙，如水之川流不息，天下水之柔弱，如性之中和，水之川流，如性之炁运，水之恬淡，如性定而气固，水之渊源，如性之默默。水静鱼潜，性定命伏，何水无鱼？何性离命？水聚鱼藏，性存命固，如此类推，性命之理毕矣。所以柔弱莫若水，

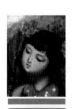

修命莫如性。命乃人之根，性乃命之苗，土乃万物之父，水乃万物之母，无父不生，无母不养；命乃人之父，性乃人之母，无父不固，无母不成；水不能离土，性不能离命，水土滋生万物，性命炼成汞铅，人若体此则道成。

水至柔而至刚，至弱而至强。人当处处以柔弱为重，不以刚强自用。水是一滴的时候，你可以视而不见，一瓢的时候你还是轻视它，到它汇成江海，可以载舟也可以覆舟的时候，你就找不出东西来战胜它了。水好比人身上的本性、自性、中和、默默、忒运、气固，性命双修，性占90%，性修到位，修命也差不多了。不修性，见真我，入不了先天，元神不现，命无法修。勉强修命也是后天意识心操作的凡气，被囚禁在气功的层面，操纵不了先天真一之气。真一之气是天地间不生不灭的永恒的道德能量，人体的自性本心与这永恒能量是一体的。不见本心，接触不到那生生不息的生之源。达到了致虚极、守静笃的境界，就是见到自性，同时先天一气就接通，命气就有了。

为什么天下人都知道"柔胜刚，弱胜强"的道理，却居刚不居柔，为强不为弱呢？就是因为人们总是居在后天意识心上，天良之动莫不有知，一动即为情欲所染，习俗所移，故幸幸自雄，不肯安于柔弱，嗜好偏天真没。道心离，人心起，客气盛，正气消。生理无存，生机已灭，想生生不息难矣。圣人的至理正言，世人却以为是违反常理的话。

水的柔弱比喻一阳初动，真精始生，气机至弱，其势至柔，渐采渐结，日积月累，成浩然之气，至大至刚，充满内天地，无坚不入，无强不破，最后连骨头都化作片片金骨。有位网友评论我的相册中"玄牝6"那张画说："这幅画实在太妙了，白发，蓝紫色脱胎换骨中的肉身，如白昼般强烈至极的能量团，完全符合最后阶段的所见。"我没见过功夫到最后阶段的情景，书上也没有记载，通过这位不留姓名的高人指点，我才知道那柔弱无比的真一之气是如此的强大。而这伟大无比的能量，却是至柔至弱之神养之，无为而为之，无功为功所得。

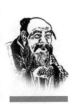

79 修道就是洗心向内

第七十九　任契

　　和大怨，必有余怨，安可以为善？是以圣人执左契，而不责于人。故有德司契，无德司彻，天道无亲，常与善人。

　　这一章讲的是不言不动，无视无听。人道偏倚亲爱，所以有余怨。人能体天之无亲，不偏不倚而执中，常存普遍之心，与天同善。天之善就是中和，是站在整体的角度，补不足损有余。而人总是落在一个端点上，必然显示为偏颇，招来顾及不到方面的埋怨。即使是被满足的方面也不能完全满足，这就是人见的永远局限。所以不要拿人见当真，局限片面是注定的。怎样克服这个避免不了的狭隘局限，达到天之善呢？"执左契"，契约有左右，约束双方，我只管好自己，不责于人。无论别人喜欢我、怨恨我，都以德回应。修身之道，善为至宝，为善之道，自治为先。道在内不在外，修在己不在人。事事内观，时时返照，有则改之，无则加勉。如果责人不责己，观外不观内，内无反躬自责之道、惩忿窒欲之功，即使外在的恩怨与人和解，内在的隐微处仍有残渣的存留，怎能真正地清净无尘，返还于本然至善之天？

　　和指偏爱、偏亲。不偏者中，中则无余怨。圣人修己，无偏无斜，执左契，责己不责人，与天地一般大，叫"有德司契"。无德之人，重外轻内，

214

恩怨计较。"司彻"是掌管税收，聚敛索取。"无德司彻"，不与上天同德，所以司彻。契指普遍，天道无私，普遍无亲；无余怨而常善，所以常与善人同。内秉中和，外安如磐石，不偏不倚，无爱无亲，惟精惟一，抱元守中，无和大怨，无有余怨，可以为善，同天之无亲。惟圣人能如此与天同德，所以常与善人；道与天合，所以无和大怨，无有余怨。

修道就是洗心向内，外在的是非恩怨一概远离。凝神默照，明心见性，真实地清理掉自己的宿世恩怨尘垢。如果你还有看不破的，还在迷恋着什么，那就是恩怨的种子，早晚开花结果，给你带来不清净。看看你周围的朋友，反省自己是不是心里还有放不下的，所以才招来相关的信息在周围？朋友不过是一种信号，是照自己的一面最好的镜子。到达那万里无云的性天，靠为善还债，把冤亲债主都送走，自己的内庭院才真正地打扫干净，自身的能量场才会上与天合德，天场的大元气才会与自身的小元气接通。如果不内省自责，靠打坐入静，自身的魔障群魔乱舞，怎么炼也入不了老子太上一脉无为而来的正道。道就是性天那不生不灭、万古不磨的永恒的存在，是无为清净先天的至宝。在后天意识的生灭中打转转，道门怎能开启？

完全的向内，不言不动，无视无听，始于守中，成于胎息。那不生不灭的永恒的道，以德一之元气与人体接通，所谓玄关开启，才是入了道的门。守中的主角是元神，守中既是守在中脉、黄庭中宫，更是守在阴阳平衡点、生气的起始上。只有守在这个上面，生气才会源源不断生发出来。守中就是似守非守，元神守，识神配合协作。完全是元神的空无，完全无为就不存在守的问题。有守就是有为，守过了就是识神专权，生气就立刻停止不出来了。拿捏好那个中间点是关键。静到极点忽然一动，那是口鼻呼吸几乎完全停止，真阴真阳的元神元气融汇成一团，混合成一气，蓬勃氤氲，若开若阖，若有若无，这就是人生之初的始气。人非此气不能生，仙非此气不能炼成。这真一之气，清净无尘，至灵至神，纯先天宝物。若有一丝后天意识的不善，带来的是后天有形质的精气，有气数，就有生有

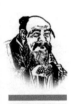

灭，神外驰气外泄，不能如母子相抱，夫妻团聚不散。那境界就像快睡着了，后天意识完全混沌，什么也不知道了，但是里面有个醒着的。天道无言，四季一切自然运转，所谓的空是人心意识歇了，人处在先天的自然状态，天地的能量就会无障碍地流入。就像一棵树，随时在与天德地气交换能量，人身的内场随外场变化，气机升降回环，一切自然运作。

80 真一之炁无心自动

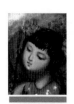

第八十章　独立

小国寡民，使有什伯之器而不用，使民重死而不远徙。虽有舟舆，无所乘之；虽有甲兵，无所陈之。使民复结绳而用之。甘其食，美其服，安其居，乐其俗。邻国相望，鸡犬之声相闻，民至老死不相往来。

这一章教人知方所，知运动旋转之机，自然阴阳双修。"小国"指中之中，"寡民"指气之深。器有什伯，非只一处，都是旁门左道，可以用一时之功，时间久了必误人，不是圣人流传之法，所以不用。虚里能见小国，气静而知寡民，此至道微妙，不是什伯之器。静极小国见，气深先天起，那时方知先天大国，自然玄妙，运动周流，一窍生百窍，百窍生千窍，万窍一一贯通，皆成大窍，此时光照十方，虚无大地，所以说小国寡民，何必使用什伯之器？何必理睬那些旁门左道？又何必使民重死而不远徙？"远徙"指存想之功。何处起，何处凝，叫"远徙"，用心用意叫"重死"。

"使民"指行气，人能小国寡民者，虽有河车、三关度数之说，不懂那些东西，自然能够达到；虽有文火武火甲兵之说，也不明白是怎么回事，反正玄关开了，道入进去了。修至道的人，深其气，返淳化之风，朴素以复古道，如能清之极、静之极，清静至极，真一之炁会无心自动，无意自行，随天然使民复古道，结绳而用之。结绳指一团浑元之气。清如此，静如此，

217

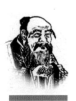

就会自然运动。运动时，方知其味之甘，其服之美，其居之安，其小国寡民之俗之乐。"邻国"指我之形，相望而化为清虚之境。"鸡犬"指我之心意，相闻而化为太清之地。如是安于大定不动，而复返清静，归于无始之先，叫"民至老死不相往来"。小国寡民，与道合真。

修无为大道，本来是静极生动的先天真一之炁，不论老少，不论男女，只要能静，都可以片刻得药。如果是旁门左道的后天精气，就是年轻少壮的也得不了药，只能健壮色身，得不了法身。修道自古有清净而修，有阴阳而补。上等根器之人，才可以问鼎双修。双修是顺天地自然之道，本来就是小国寡民，阴阳坎离，乾坤阖辟，本来天然。一呼一吸，上下往来，中气一升，五脏之气随之而生；中气一降，五脏之气随之下降。而主宰升降的就是以神为父，以炁为母，父母扭结成一团，融通无间。那股氤氲之炁，就是天地生我之初一点真灵。清修要炼精炼气，双修可以省去，只炼虚即可。这首先要开玄关，双方身体都出现了先天真阳能量。在此基础上还虚，毫无私心杂念，用虚灵元神，不知不觉，无思无虑，两个人的神如孵蛋的老母鸡抱蛋孵卵，在至深的宁静中养育出一个精神的婴儿，纯阳神。不知道、不懂，自然的、长期的夫妻生活可以培养成功，要是谁懂了想修纯阳神那可难了。

所以，找对象结婚，找到灵修的伴侣，也就是神仙伴侣，那是最好的。价值观、爱好相同，都重视先天轻后天，爱护灵魂清淡肉身，那样自然的生活就在修道，可以做到老子这一章说的："虽有舟舆，无所乘之"，用不着那些意守丹田、周天运转，神一感应那自然的快感，就是水火既济。男女阴阳之气，直接打通中脉，灵魂直接出窍，获得创造力与所谓的神通。虽然是至极之静，无底的清凉世界，什么也没做，什么也不知道，但是神已经通到任何它该看到的地方。不久，几辈子前你干过的事情，就会在你的生活里出现，不学就会，无师自通。你在现实中的成就可以验证灵通的程度，无为无不为，真实不虚。

81 越是为了别人自己越有

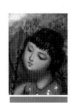

第八十一章　显质

　　信言不美，美言不信。善者不辩，辩者不善。知者不博，博者不知。圣人不积，既以为人己愈有，既以与人己愈多。天之道，利而不害；圣人之道，为而不争。

　　这一章讲无为之道无声无臭、不睹不闻到极至。至道少言，至玄寡语，少言寡语，至道立基。辨，分析，分辨。善，存道。有道之士，不分人我，叫"善者不辨"。能辨别明白的人，务于外，聪明外用，日耗元精，不能默默自守，是不善道的人。知者聪明过人，博览世事，但不是善道的人。精神全用于外，不能笃慎固守，与道相离，叫"博者不知"。善道者，不睹不闻，无言无动，善道的圣人，何常存睹之心？虽不睹而实内睹。何常存闻之心？虽不闻，而实内闻。何常存多言之心？虽不言而实有言。何常存不动之心？虽不动，而实内动。圣人之心，空空洞洞，无毫发挂虑，心地光明，叫"圣人不积"，所以"既以为人己愈有，既以与人己愈多"，说的是圣人之心，与天平等，济人利物而无害。圣人为道，中和而不争，不博、不辨、不信、固己。不博、不辨、不信，所以心地不积；心地不积，所以圣人是善为道者，不争才与天平等，平等才不分人我，济利而不害。

　　显质就是显本，显真。空灵本真，空空之道，道本无言，本来不能说，没有名相，强名曰道。即说必然是真实不虚的大根本，直指性天，越简单越接近。所以演道的文章不必绚丽，词藻不必虚饰，越简单才会越真。天良的善性能量足的人，内心一片柔和、混沌、憨厚，绝不会和人计较争辩。人心之天良本来是浑然一片，不知道那么多啰嗦的，后天的教育让这浑然越来越少，越来越清晰，左脑越来越发达，右脑越来越后退。这就是很多人入道的最大障碍。读丹经知道很多，脑子里就分辨了很多。自以为分辨清楚了，开始打坐练功，尽管可以坐很长时间，但练了几十年也开不了玄关。怀揣着清晰的分别心，有为要成功的争强心，就像你想好了一个东西，去商场怎么转也买不到。你没想法，只是随便转，也许就碰上了可心的东西。那个无心，无分别心，傻傻的不懂什么的本色之心，那个含德之厚的心才可以通道。不辨、不知的心，到了很纯粹的程度，叫"圣人不积"，本心像一面镜子，有一个念头就是有灰尘。检验自己的心含德厚不厚，可以看看别人误解自己的时候，第一反应是什么，是马上分辨，还是马上认错。很快就分辨说明脑子很清晰，等事后一想不对，自己完全没错，才去提醒对方的误解。第一反应是混沌的，还是精明得不得了。那个理性的精明的后天人心淡化后，混沌的道心才会慢慢修养成。要培养道心，不如从小学教育就开始保护先天，不破坏人心的原始自然，否则返回憨厚很不容易。

既以为人己愈有，既以与人己愈多。越是为了别人自己越有，越是给予别人自己越多得。在私有化、竞争的社会，以自己占有为荣为成功。这种价值观的狭隘，给生命造成紧张、敌对、压力、自私、功利。人都是自然之子，人之道与天之道背离，就是自取其辱，自取灭亡。天道是和谐，白天黑夜，阴盛阳衰，则抑制阴扶持阳，阳盛阴衰，则抑制阳扶持阴，与时偕行，生生化化，万年不衰。天道是和，是善，是给予。天道始终在中和，人道却不中不和，贫富差距越来越大，物质上"不差钱"了，精神上集体贫弱迷失。一个人投胎时带来的福报都是有数的，有形的钱多得了，无形的福报就减少了，在能量世界得失相等。福用薄了，在下一个境界就成乞丐了，或者无福消受，过早夭折。多藏必厚亡，用后天意识心去争取的名利，必然多耗费元精，而元精决定寿命、生存质量。为了肉身人心的享福，牺牲掉的是生命的主人元神当家做主的成长机会。对于元神来说，她的成就靠玄德，别人越得你的好处，你越有法力。元神法力越大，这个肉身才越有意义。绝大多数人都活颠倒了，把肉身当成了主人，把真正的主人囚禁在监牢里。

圣人的思维完全相反，不是以自己得多少论英雄，而是以自己给予多少论成败。别人从你这里得的越多，你越应该感谢人家。人家不得，你就没有成就。吃亏绝对是福。有形的东西是无形的能量幻化出来的。你给了别人有形的、看得见的东西，你在无形的能量世界成就的是无限的能力、法力、道力，玄德深远无比。如果你觉得自己钱赚够了，要做功德，那不是功德，只是福德。真正的功德是无意识，自己不懂不知道，自然做出来的才是功德。如果你以前和人打交道吃了很多亏，那你就庆幸吧，有限的钱财换来了你无形的德能量。医院越没病人越赚钱；新型的和谐社会，只有尊道贵德才能实现；良性的关系，才会化解一切危机。天之道，利而不害。人道必须以天道为标准，追求中和，人类才会走出困境。眼前的诸多价值观都要全面地改造。

后　记
极简主义生活方式的主张

　　我研究的问题涉及全体中国人，甚至更多的人，所以我在博客上和自己的新书里发表自己的主张。因为内容很多，这里只是提纲挈领地发表主要观点：一、拯救人类危机的出路在亲近人类自身的本元；二、拯救危机的极简主义生活方式的具体内容。

　　所谓地球毁灭的恐慌，普遍的人心焦虑的升级，集体的心灵迷失。医疗出问题，病人越来越多，死亡年龄的大大提前，癌症的无效化疗痛苦胜过18层地狱；教育的愚蠢，培养出来的孩子没有创造力，先天的人身至宝的大智慧被无知地扼杀；整体的社会生存像把人投入了压榨机，在高压下煎熬的人生；道德滑坡到极端的程度，牛鬼蛇神全体出动，群魔乱舞，乌烟瘴气。焦灼不安浮现在每个人的心头，绷紧的弦就要在大脑中断裂，确实是危机得很。治标不治本的提案已经到了毫无意义的时刻，局部的改善解决不了整体的问题。

　　以上所说的严重危机，根源在于我们不了解生命，绝大多数人过着因无知而虐待、残害生命的人生。当我们了解了生命的真相，我们自己就会迅速地自我拯救，从而拯救整个社会。老子《道德经》在某种意义上是揭示生命终极真相的教科书。在2500年前，老子就为人类提交了今天所面临的所有危机的拯救方案。所以，学习《道德经》是较为主要的。我们每个个体要上好生命的第一课，否则在一个不和谐的时代难免不受污染，步步走错。

《道德经》的道德说的是什么？老子说道生之，德畜之，物形之，势成之。道和德是人体先天部分，物和势是人体后天部分。一部《道德经》就是一部人体的先天经。物和势——物就是肉体，势就是活得如何，混得好不好，有没有势力等——是看得见的，人与人之间社会属性的部分，说的是人的后天部分，是孔子的活儿。上述的社会乱象，孔子管的那个地段出现了严重的危机，人心用礼已经无法控制了，小我自私的人心恶性膨胀到了极点，才制造了危机的局面。徒弟不灵了，只好请师父出马。孔子的老师是老子，老子的方法就是亲近生命本元，效果是治大国若烹小鲜，每个生命个体自我拯救了，全社会、全人类的问题都迎刃而解。

人体的先天就是人体的自然天道，心跳、分泌、循环、协作等都是人体的自然，人天生带来的，稍微不自然人就无法承受，就生病。人体的自然运作，又是和宇宙自然一体运转的，我们每个人的生命场是宇宙时空八卦场的一个小粒子。子午线对应人体任督二脉，12个月对应人体12经脉，365天对应人体365个穴，64卦是元神的人生路线。64年以后，元神最初携带的天德能量完全消亡，人就开始走向死亡。人道必须合天道，逆天而亡，背天则病。天道是中和，是补不足损有余。阳性能量过了，用阴性能量来削弱。阴性能量多了，用阳性能量来补足。始终保持平衡，阴阳和谐。天道的天心就是中和之心、平等之公心、平和之柔心，维持着白天黑夜自然的阴阳运转，永不衰竭。而人心往往是损不足奉有余。穷富差别日益扩大。人心的偏，人心的自私，人心的叵测、阴险狡诈，使人偏离了人体的天道，造成疾病、愚昧、社会的堕落。

人体天道的主宰、生命的真主人就是元神，自然运作的人体的上帝。她是生命之庙中第一该供奉的主神，而佛陀、观音、神仙不过是人的元神修炼成就的符号。你去佛教的庙、道教的观祈祷依赖别人，不如打开自己的庙门，请出自己的主神，来到生命能量的源头与核心。只有自己才能拯救自己，别人都靠不住，危机时刻靠别人会耽误大事。要见到自己生命的上帝极其简单，老子说"虚其心"，把人心、后天意识心关掉，那个无念如万里晴空的状态，就是元神元意识的显现。这一现将宇宙母体的大元气和自身小元气接通，匮乏的元精、元气能量得到补充，被后天偏执的意识心残害的身体整体地恢复到完美的自然状态，返本还元，回到生命的真正的母亲宇宙的大子宫里，你就会感到像看到孕妇做 B 超时母子共振的同呼吸之一开一合。元神主导，识神配合，慧性能量大开，创造力进入无限的可能境界，看到无形的世界。原来我们起心动念都是能量，都在招引相同的无形生命体来到我们身边，我们的灾难、疾病、车祸等所有负面的东西，都是自己坏的念头招来的黑气邪魔制造的。要爱自己，要平安幸福，就一定要学会洗心，清除掉所有的坏念头，从根子上保佑自己。

崇拜自己的元神不能是口头的，还必须全方位地改变自己的价值观、生活方式，用真实的行动自我拯救：

1.尊道贵德。自然天道是一切行为的总纲，遇到什么人、经历了什么事都是天对你说的话。你一定要领悟天告诉你的是什么，给你的正确指引是什么，在此基础上用识神的策划与实施去执行自己的天道，替天行道，替自己得到的天意行使生命之舟。

2.拈花一笑地对待一切是非。人心是一个点，天心是一个整体。人心对待某个具体事情必须站在某个立场发出观点，但是在整体上说就是都对都不对。所以不要执著在意，都无所谓，会心一笑了之。

3.为爱好而工作、生活。大多数人为了生存而挣扎，在自己讨厌的工作中，在讨厌的上司手下，这样压抑自己的能量，不仅工作生活不好，还会得癌症。做自己喜欢的事就是元神的能量，先天大智慧得以开启，所以就是与道同行，从有限进入无限地自然快乐地工作。

4.单独少交际地生活。人要时常和自己的母亲宇宙的大子宫待在一起。消耗的能量得到随时的补充，智慧源源不断地流入，都靠单独，靠静。凡是和人说话办事打交道时，就是离开母亲子宫的时候，人就是缺氧状态。即使是一家人在一起，也要保持单独。

5.和灵魂伴侣结婚生活。灵魂就是元神，携带着多劫的生命信息。灵魂伴侣就是有前世善缘的人。灵魂之爱才能彻底调动人体的先天能量，甚至调动宇宙大能量，通过两个人的爱情为人类创造奇迹。图钱、图貌这些表面的标准彻底死亡，男人和女人才会回归人的幸福。

6. 和小动物为伴。养宠物，爱小动物，是我们回归自然的课程。动物是我们的老师，它自然无为，一切随着自然运作，是我们人心的照妖镜。

7. 极简主义的物质生活，包括：

A. 住小房子。房子是花盆，人是花盆里的植物，花盆过大活不好还浪费。物质的换取靠人心的运作，人心一动就耗元精损元神，物质上的奢侈就是对生命上帝的犯罪，就是拿性命减寿数。

B. 用小冰箱，不吃剩的，吃素不需要冷冻。慧眼开启，看到灵性高的动物尸体上残留的毒素灵魂信号，那是绝对要远离的，那是疾病和灾难的来源之一。直接吃宇宙大元气，不仅可以吃素，而且不需要吃很多东西，人类的资源可以大大地节约。不用养那么多动物和谷物用于人类的消耗，就能减少很多造孽的机会。

C. 不需要书房。把《道德经》学好了，大智慧开启，一切可以无师自通。即便是大多数人达不到，后天的学习也必须随时警惕对先天大智慧系统的破坏，否则一辈子就活不好了。教育要首先弄明白人体的先天是什么，否则就成了扼杀民族希望的刽子手。

D. 朴素为美的社会标准要广泛深入人心。不需要化妆品，不需要伪装，接通先天真气、宇宙母体的大元气，可以使人的细胞回到婴儿状态，比任何化妆品都使人年轻。见到真我，崇拜自己的元神、生命的上帝，内在的生命能量充沛，智慧的光芒朗照，人人都会美若天仙。

E. 亲近本元，回到宇宙母亲的子宫，没有人会得病，医院医药可以极大地减少。那是人体自身的药王，任何人工的药也没办法比拟。

F. 生命的完美才是发展的标准，而不是目前这样不择手段的物质发展，把人过早地送入坟墓的愚蠢的经济数字的所谓发展。

太多太多了，等有时间慢慢补充。

内在小孩解道德经

后记 极简主义生活方式的主张

225